Alpana Karupakala Ranganath
Prashant Suvarna
Darshan Hiremutt

Gestão dentária de pacientes clinicamente comprometidos

Alpana Karupakala Ranganath
Prashant Suvarna
Darshan Hiremutt

Gestão dentária de pacientes clinicamente comprometidos

Princípios, planeamento e gestão

ScienciaScripts

This book is a translation from the original published under ISBN 978-3-659-49857-2.

Publisher:
Sciencia Scripts
is a trademark of
Dodo Books Indian Ocean Ltd. and OmniScriptum S.R.L publishing group

120 High Road, East Finchley, London, N2 9ED, United Kingdom
Str. Armeneasca 28/1, office 1, Chisinau MD-2012, Republic of Moldova, Europe
Printed at: see last page
ISBN: 978-620-8-29781-7

CONTEÚDO

CAPÍTULO 1.

INTRODUÇÃO

"NINGUÉM FABRICARÁ UMA FECHADURA SEM CHAVE ...... DA MESMA FORMA DEUS NÃO DARÁ PROBLEMAS SEM SOLUÇÕES...!"

Atualmente, a medicina dentária é muito diferente da que se praticava há apenas uma ou duas décadas, não só em termos de técnicas e procedimentos, mas também no que diz respeito aos tipos de pacientes atendidos. Como resultado dos avanços nas ciências médicas, as pessoas estão a viver mais tempo e estão a receber tratamento médico para doenças que eram fatais há apenas alguns anos. Por exemplo, as válvulas cardíacas danificadas são substituídas cirurgicamente, as artérias coronárias ocluídas são contornadas cirurgicamente ou abertas por balões, os órgãos são transplantados, a hipertensão grave é controlada medicamente e muitos tipos de doenças malignas e deficiências imunitárias estão a ser geridos ou controlados.

Uma multiplicidade de doenças tem um impacto nos serviços de saúde oral. As inter-relações entre a saúde oral e a saúde geral envolvem a maioria dos sistemas orgânicos. Devido ao número crescente de pacientes dentários, especialmente os idosos, com problemas médicos crónicos, é fundamental que o dentista se mantenha informado sobre as condições médicas dos pacientes, uma vez que muitas doenças exigem alterações na prestação de tratamento dentário. O facto de não se efectuarem as modificações adequadas no tratamento pode ter consequências graves.

As pessoas com problemas médicos complexos que procuram tratamento dentário colocam frequentemente dificuldades consideráveis ao dentista no planeamento e na execução de um tratamento dentário adequado. O estado clínico comprometido dos pacientes dentários pode ter impacto no resultado do tratamento dentário e, muitas vezes, pode conduzir a resultados clínicos indesejáveis. Por conseguinte, os dentistas devem possuir um conhecimento adequado dos problemas médicos comuns que se verificam frequentemente em doentes dentários, de modo a poderem elaborar um plano de tratamento dentário adequado.

À medida que o fluxo de novos conhecimentos e conceitos em mudança na medicina e na medicina dentária continua a expandir-se, a gestão dentária de pacientes medicamente comprometidos tornou-se cada vez mais evidente.

Dado que a maioria dos pacientes clinicamente comprometidos necessita ou deseja receber cuidados de saúde oral, é essencial que o profissional de medicina dentária tenha um conhecimento prático da multiplicidade de condições comprometidas. Este conhecimento permite apoiar padrões elevados para a prestação de cuidados de saúde reais em medicina dentária, que incluem a compreensão das condições médicas e dos estados de compromisso, a prevenção de efeitos secundários adversos dos procedimentos e medicamentos utilizados em medicina dentária e a formulação de planos de tratamento, que estão completos com o estado clínico do doente.

CAPÍTULO 2. CATEGORIAS DE PROCEDIMENTOS DENTÁRIOS

A. **PROCEDIMENTOS NÃO CIRÚRGICOS:**

1. **TIPO I- Exame / Radiografias, instrução de higiene oral, impressões de modelos de estudo.**

2. **TIPO II - Dentisteria operatória simples, Profilaxia (supragengival), Ortodontia.**

3. **TIPO III - Dentisteria operatória avançada, destartarização e planeamento radicular (subgengival), endodontia.**

B. **PROCEDIMENTOS CIRÚRGICOS:**

1. **TIPO IV- Extracções simples, Curetagem/Gengivoplastia**

2. **TIPO V- Extracções múltiplas, Cirurgia de retalho/ Gengivectomia, Extração de impacção óssea única, Apicoectomia e colocação de implante único.**

3. **TIPO VI - Extracções de arcada completa / boca completa / Cirurgia de retalho, Extracções de impacções ósseas múltiplas, Cirurgia ortognática e Colocação de implantes múltiplos.**

CAPÍTULO 3. DOENÇAS CARDIOVASCULARES

ATEROSCLEROSE

DEFINIÇÃO:

A aterosclerose é uma doença dos vasos sanguíneos que envolve a acumulação anormal de lípidos nas paredes das artérias.

CAUSA:

A causa é desconhecida.

IMPACTO:

A acumulação de "placas de ateroma" invade o lúmen vascular, limitando o fluxo sanguíneo para os órgãos afectados. As placas ateromatosas também actuam como um local potencial para trombose (formação de coágulos sanguíneos) e embolia.

MANIFESTAÇÕES CLÍNICAS:

1. Doença cardíaca arteriosclerótica (ASHD)
2. Doença cerebrovascular
3. Doença vascular periférica

DOENÇA CARDÍACA ISQUÉMICA

DEFINIÇÃO:

A doença cardíaca isquémica refere-se às doenças cardíacas resultantes de um desequilíbrio entre o fornecimento limitado de oxigénio ao miocárdio e a procura excessiva de oxigénio.

CAUSA:

É causada pela constrição arteriosclerótica das artérias coronárias (ASHD, doença cardíaca arteriosclerótica).

ENTIDADES CLÍNICAS:

1. Angina
2. Enfarte do miocárdio
3. Arritmias
4. Insuficiência cardíaca congestiva
5. Morte súbita

IMPLICAÇÕES CLÍNICAS:

Toda a doença cardíaca isquémica implica uma aterosclerose avançada e um maior risco de mortalidade.

DEFINIÇÃO DE DOENÇA CARDÍACA ISQUÉMICA ASSINTOMÁTICA (SUSPEITA DE DOENÇA CARDÍACA ISQUÉMICA)

A doença cardíaca isquémica assintomática refere-se à doença cardíaca arteriosclerótica (DCAE) suspeita em doentes da população-alvo (homens com mais de 50 anos e mulheres na pós-menopausa) devido à presença de múltiplos factores de risco.

IMPORTÂNCIA CLÍNICA:

1. Os pacientes dentários da população-alvo com múltiplos factores de alto risco de DSAHST são os pacientes com maior probabilidade de desenvolver doença cardíaca isquémica sintomática (angina, enfarte do miocárdio, arritmias e insuficiência cardíaca congestiva) enquanto estão sob os cuidados do dentista.

2. Mais de 75% dos doentes que morrem subitamente de doença cardíaca isquémica têm dois ou mais dos quatro factores de alto risco (hipertensão, diabetes mellitus, tabagismo e hipercolesterolemia).

FACTORES DE RISCO PARA O DESENVOLVIMENTO DA ATEROSCLEROSE:

> **FACTORES DE RISCO ESTABELECIDOS:**

Hiperlipidemia

Hipertensão

Fumar cigarros

> **FACTORES DE RISCO PROVÁVEIS:**

Diabetes

Stress

História familiar

Estado pós-menopausa

Pílulas contraceptivas

> **FACTORES DE RISCO SUSPEITOS:**

Obesidade

Estilo de vida sedentário

AVALIAÇÃO DENTÁRIA E ABORDAGEM DO PACIENTE COM ASHD ASSINTOMÁTICA (SUSPEITA DE ASHD)

1. Identificar a população-alvo - homens com mais de 50 anos e mulheres na pós-menopausa.
2. Determinar a data do último exame físico completo do paciente.
3. Determinar a história de múltiplos factores de risco que contribuem para a ASHD.
4. Registar a tensão arterial e o pulso na visita inicial.

5. O doente na população-alvo com múltiplos factores de alto risco deve ser suspeito de ter aterosclerose clinicamente silenciosa. Este diagnóstico provisório tem implicações dentárias se forem planeados procedimentos cirúrgicos dentários moderados a avançados (tipos V e VI).

TRATAMENTO DENTÁRIO DO PACIENTE COM ASHD ASSINTOMÁTICA (SUSPEITA DE ASHD)

PRINCÍPIOS GERAIS:

Se houver uma história positiva de factores de alto risco para a DSAA num indivíduo assintomático da população-alvo,

1. É aconselhável efetuar um exame médico completo recente.
2. Recomenda-se o exame e a consulta de um médico antes dos procedimentos cirúrgicos dentários avançados (tipos V e VI).

PRESUMIVELMENTE ASSINTOMÁTICO	PROCEDIMENTOS DENTÁRIOS	GESTÃO
Factores de risco múltiplos Avaliação médica no prazo de 18 meses	I-V VI	Protocolo normal Consulta e autorização do médico, técnicas de sedação
Factores de risco múltiplos Sem avaliação médica recente	I-IV V-VI	Protocolo normal Encaminhar para o médico para avaliação e autorização, técnicas de sedação

(Consultar a página n.º 1 para os procedimentos dentários)

REFERÊNCIAS:

1. Chobanian A V: Pathophysiology of atherosclerosis (Fisiopatologia da aterosclerose). Am J Cardiol 70:3G-7G, 1992.

2. Lakier JB: Tabagismo e doenças cardiovasculares. Am J Med 93:8S-12S, 1992.

3. Massie BM: Os inibidores da enzima de conversão da angiotensina como agentes cardioprotectores. Am J Cardiol 70:101-171, 1992.

4. Mattila KJ, Valle MS, Nieminen MS, et al: Dental infections and coronary atherosclerosis. Atherosclerosis 103:205-211, 1993.

5. Schwartz CJ, Valente AJ, Sprague EA: Uma visão moderna da aterogénese. Am J Cardiol 7l: 9B-14B, 1993.

6. Peter L. Jacobsen: Protocolos para o tratamento dentário de pacientes clinicamente complexos. Última revisão efectuada em 20/08/2007

HIPERTENSÃO

A hipertensão é a elevação anormal da pressão arterial sistólica em repouso acima de 140 mm Hg e/ou a elevação da pressão arterial diastólica acima de 90 mm Hg.

INCIDÊNCIA - 10 a 20% da população adulta do dentista.

> **HIPERTENSÃO ESSENCIAL (PRIMÁRIA OU IDIOPÁTICA):**

90% dos pacientes.

Causa desconhecida para a perturbação do equilíbrio entre o débito cardíaco, o volume de fluido intravascular e a resistência da vasculatura periférica.

O tratamento da hipertensão essencial requer a utilização prolongada de medicamentos que podem afetar a terapia dentária.

> **HIPERTENSÃO SECUNDÁRIA:**

10% dos doentes.

Frequentemente resulta de doença renal primária, mas também de doença renovascular e de lesões das glândulas supra-renais (por exemplo, doença de Cushing, aldosteronismo primário e feocromocitoma).

Algumas formas de hipertensão secundária podem ser abordadas cirurgicamente e curadas.

AVALIAÇÃO DENTÁRIA

Os dentistas devem desempenhar um papel importante na deteção da hipertensão, uma vez que vêem regularmente os pacientes em múltiplas consultas e check-ups semestrais. A monitorização da tensão arterial de um doente é uma tarefa fácil e um aspeto importante dos cuidados médico-dentários abrangentes, porque os doentes com hipertensão são frequentemente assintomáticos.

Para além de desempenhar um papel fundamental no processo de rastreio da hipertensão, o dentista deve também saber como a hipertensão pode complicar a terapia dentária.

Uma hipertensão mal controlada pode elevar agudamente a pressão arterial durante situações de stress e precipitar angina, insuficiência cardíaca congestiva ou, raramente, um evento cerebrovascular (por exemplo, acidente vascular cerebral, hemorragia).

Uma atenção cuidada à tensão arterial antes dos procedimentos dentários minimiza o risco de desenvolver estes problemas.

Avaliar a gravidade da hipertensão de um doente:

> Historial médico.

> Exame físico.

> Consulta com o médico do paciente.

> Os doentes registam frequentemente um historial de hipertensão no questionário médico

do dentista.

> Determinar o momento do diagnóstico, o tratamento passado e atual e as complicações.

> Tipos e dosagens dos medicamentos actuais e, em especial, anotar alterações recentes do regime.

<u>EFEITOS SECUNDÁRIOS COMUNS DOS MEDICAMENTOS ANTI-HIPERTENSORES</u>:

> **Diuréticos** - Depleção de volume e alterações ortostáticas ligeiras da pressão arterial, diminuição do nível de potássio sérico - assintomáticas, podem agravar as arritmias.

> **Vasodilatadores** (hidralazina, prazosina, minoxidil ou guanetidina) - Alterações ortostáticas da tensão arterial.

Um doente que é levado de uma posição supina para uma posição vertical pode sentir-se tonto e com tonturas e até desmaiar. Por conseguinte, é importante monitorizar a tensão arterial do doente em posição supina e evitar mudanças abruptas de posição. Os doentes devem ser instruídos a sentar-se lentamente e a balançar as pernas antes de assumirem uma posição vertical após os procedimentos dentários.

> **Propranolol** -insuficiência cardíaca congestiva ou pieira.

Após a última dose, podem surgir dores de cabeça, palpitações, suores e um aumento da tensão arterial.

Os doentes que necessitem de grandes doses de clonidina (por exemplo, mais de 0,6 mg por dia) para controlo da pressão arterial podem ter de ser substituídos por outros fármacos anti-hipertensores se forem submetidos a um tratamento cirúrgico dentário extenso (por exemplo, procedimentos do tipo VI em ambiente hospitalar) e não se espera que possam tomar medicamentos orais durante mais de 24 horas.

As categorias que se seguem constituem diretrizes razoáveis para o dentista:

Normal	120/80 mm Hg
Controlado	Até 140/até 90
Hipertensão ligeira	140-160/90-105
Hipertensão moderada	160-170/105-115
Hipertensão grave	170-190/115-125
Hipertensão maligna	Hipertensão grave (frequentemente 190 + /125 +) associada a sintomas do sistema nervoso central, como visão turva, dor de cabeça ou alterações do estado mental.

AVALIAÇÃO DENTÁRIA DO PACIENTE COM HIPERTENSÃO

> HISTORIAL (PARA AVALIAR A GRAVIDADE)

Momento da descoberta da hipertensão

Regime de medicação - alterações actuais e recentes, dosagem e combinações de medicamentos

Presença de complicações de órgãos terminais - acidente vascular cerebral, doença renal, doença arterial coronária.

> EXAME (REGISTO DA TENSÃO ARTERIAL)

Pressão arterial no exame inicial e anualmente para todos os doentes.

Pressão arterial em cada consulta para os doentes com leitura inicial de 140/90 ou superior.

Pressão arterial antes de todos os procedimentos cirúrgicos dos tipos IV-VI para todos os doentes.

Pressão sanguínea durante procedimentos morosos no doente com diagnóstico ou suspeita de hipertensão.

GESTÃO DENTÁRIA PARA PROCEDIMENTOS DENTÁRIOS ESPECÍFICOS

PRESSÃO SANGUÍNEA	TIPO(S) DE PROCEDIMENTOS	PROTOCOLO
Controlado (PA, 140/90) e ligeira (TA, 140-160/90 105)	I, II, III, (IV) (IV), V, VI	Protocolo normal com ou sem indicação médica Acima de+/- "sedação técnicas"
Moderado (BP, 160170/105-115)	I, II, (III)	Consulta médica ou revisão da gestão médica com o médico.
	(III),IV V, VI	Acima mais "técnicas de sedação" Hospitalização
Grave (PA,170- 190/115-125)	Eu só	Encaminhamento para o médico; outros procedimentos devem ser adiados até que seja instituído um tratamento médico adequado; se a correção da pressão arterial for impossível, são recomendados planos de tratamento dentário menos complexos
Hipertensão maligna		Emergência médica: contactar imediatamente o médico

(Consultar a página n.º 1 para os procedimentos dentários)

ESTEJA ALERTA PARA:

Tensão arterial elevada:

1. Pedir ao doente para o informar se sentir que a sua tensão arterial está a aumentar ou se estão a ficar com dores de cabeça. Alguns doentes sentem-se nervosos, outros sentem que há um aumento de

pressão atrás dos olhos.

2. Hemorragia profusa, para além do que seria de esperar

REFERÊNCIAS:

1. Alderman MH: Controlo da pressão arterial: Individualized treatment based on absolute risk and the potential for benefit. Ann Intern Med 119:329-335, 1993.

2. Collins R, Peto R, MacMahon S, et al: Blood pressure, stroke, and coronary heart disease. Parte 2, Short-term reductions in blood pressure: Overview of randomized drug trials in their epidemiological context. Lancet 335:827-838, 1990.

3. Findler M, Mazor Z, Galili D, Garfunkel AA: Tratamento dentário num doente com feocromocitoma maligno e hipertensão arterial grave não controlada. Oral Surg Oral Med Oral Pathol 75:290-291, 1993.

4. Goulet JP, Perusse R, Turcotte JY: Contra-indicações para vasoconstritores em medicina dentária: Parte III. Interações farmacológicas. Oral Surg Oral Med Oral Pathol 74:692697, 1992.

5. McCarthy FM, Pallasch TJ, Gates R: Documentar o tratamento seguro do paciente de risco médico. J Am Dent Assoc 119:383-389, 1989.

6. Perusse R, Goulet JP, Turcotte JY: Contra-indicações para vasoconstritores em medicina dentária: Parte 1. Doenças cardiovasculares. Oral Surg Oral Med Oral Pathol 74:679-686, 1992.

7. Perusse R, Goulet JP, Turcotte JY: Contra-indicações para vasoconstritores em medicina dentária: Parte II. Hipertiroidismo, diabetes, sensibilidade ao sulfito, asma cortico-dependente e feocromocitoma. Oral Surg Oral Med Oral Pathol 74:687-691, 1992.

8. Peter L. Jacobsen: Protocolos para o tratamento dentário de pacientes clinicamente complexos. Última revisão efectuada em 20/08/2007

ANGINA DE PEITO

DEFINIÇÃO: A angina de peito é um complexo de sintomas caracterizado por uma dor no peito. É uma doença cardíaca isquémica transitória e sintomática.

PATOFISIOLOGIA: Necessidade transitória de oxigénio do miocárdio em excesso do fornecimento de oxigénio disponível para os vasos coronários.

ETIOLOGIA:

> Obstrução arteriosclerótica de uma ou mais das três artérias coronárias principais.

> Excesso de procura de oxigénio.

> Capacidade limitada de transporte de oxigénio no sangue.

> Perfusão inadequada das artérias coronárias.

Caraterísticas da dor no peito:

> Intensidade moderada

> Dor retroesternal mal localizada

> Radiação da dor para o braço e ombro esquerdos ou para o pescoço e mandíbula

> Duração breve (2 a 10 minutos)

> Alívio com nitroglicerina (percetível em 2 minutos)

Para efeitos de tratamento dentário, a angina pode ser classificada em

1. **Ligeiro / Estável -** Ataques pouco frequentes, normalmente precipitados por esforço físico excessivo ou stress emocional e que são rapidamente aliviados pelo repouso.

2. **Moderada** - Episódios mais frequentes precipitados por esforço moderado e stress, podendo ter angina após uma grande refeição ou durante as relações sexuais.

3. **Grave e instável -** Ataques frequentes, muitas vezes na ausência de esforço excessivo ou stress.

A dor é mais intensa e pode durar mais tempo.

CLASSIFICAÇÃO DENTÁRIA DO PACIENTE COM ANGINA DE PEITO

	MILD ANGINA	MODERATE ANGINA	SEVERE ANGINA
Frequency of attacks	Up to 1/month	Up to 1/wk	Daily episodes
Stability	Stable	Stable	Unstable
Changing Frequency	None	Slight increase over previous year or more distant past	Change in last 6 months
Onset	Following severe exertion or emotion	Following moderate exertion or emotion or (infrequently) meals	Following rest, decreasing or mild emotion or exertion, and meals (frequently)
Medications	Nitroglycerin (sympto-matically)	Nitroglycerin; long-acting nitrates; beta blockers; calcium channel block-ers	Nitroglycerin; long-acting nitrates; beta blockers; calcium channel blockers
Medical Consultation			Left ventricular compromise (clinical congestive heart failure, radiographic cardiac enlargement), ECG abnormalities (premature ventricular contractions, arrhythmias)

AVALIAÇÃO DENTÁRIA DA ANGINA: REQUISITOS DE INFORMAÇÃO

HISTÓRIA DA CADEIRA:

Informações gerais:

A presença destes factores deve ser determinada:

1. Obesidade

2. Estilo de vida sedentário

3. Tensão psicossocial

4. História familiar de enfarte do miocárdio prematuro

Informações específicas:

1. Frequência das crises de angina (diária, semanal e mensal)

2. Estabilidade: A frequência ou a gravidade dos ataques está a mudar?

Eventos precipitantes menos stressantes?

3. Medicamentos: Nitroglicerina, nitratos de ação prolongada, bloqueadores beta e bloqueadores dos canais de cálcio.

4. Utilização de medicamentos: Alterações recentes na dosagem

5. Presença de outros factores de risco de doença cardíaca isquémica - tabagismo, hipertensão, hiperlipidemia (especialmente aumento das lipoproteínas de baixa densidade), diabetes.

Consulta médica:

Outros factores de alto risco determinados por exame médico:

1. Compromisso do ventrículo esquerdo (evidência clínica de insuficiência cardíaca congestiva, evidência radiográfica de aumento do coração)

2. Anomalias no ECG (por exemplo, contracções ventriculares prematuras, arritmias)

TRATAMENTO DE UM ATAQUE AGUDO DE ANGINA NO CONSULTÓRIO DENTÁRIO

DIAGNÓSTICO DIFERENCIAL DE DOR TORÁCICA MODERADA

1. Doenças músculo-esqueléticas

2. Angina

3. Enfarte do miocárdio

4. Hérnia de hiato

5. Gastrite

6. Doença da vesícula biliar

SINAIS E SINTOMAS

1. Dor no peito +/- radiação

2. Fraqueza

3. Com/sem dispneia (falta de ar)

4. Apreensão

5. Aumento da tensão arterial e da pulsação

6. Com/sem transpiração

TRATAMENTO

1. Interromper o tratamento dentário.

2. Reclinar o doente até um ângulo de 45°; baixar a posição da cabeça se a PA sistólica for inferior a 100.

3. Tranquilizar o doente.

4. Administrar nitroglicerina (sublingual, 0,3-0,4 mg):

a. A dor anginosa é aliviada em 3-5 minutos.

b. Pode ser repetido duas vezes com intervalos de 5 minutos.

c. Uma ligeira dor de cabeça sugere que foi administrada uma dose terapêutica.

d. A incapacidade de aliviar a dor sugere evidência de enfarte do miocárdio ou angina pré-infarto.

5. Administração de O2 (só por si não alivia o sofrimento da angina)

6. Se a dor persistir após a terapêutica acima referida

a. Transportar o doente de ambulância para um hospital.

b. Monitorizar a tensão arterial e o pulso de 5 em 5 minutos.

c. Estar preparado para administrar a reanimação cardiopulmonar em caso de paragem.

PRINCÍPIOS GERAIS DO TRATAMENTO DENTÁRIO DO DOENTE COM ANGINA DE PEITO

> Boa relação com o paciente

> Compromissos mais curtos

> Nitroglicerina profiláctica

> Técnicas de sedação

> Hospitalização

> Alteração do plano de tratamento dentário

TRATAMENTO DENTÁRIO DO PACIENTE COM ANGINA DE PEITO

CATEGORIA DE RISCO	PROCEDIMENTOS	PROTOCOLO
Risco ligeiro	I,II,(III,IV) (III, IV), V, VI	Protocolo normal +/- técnicas de sedação
Risco moderado	(II) II), III,IV	Protocolo normal + consulta médica Nitroglicerina profiláctica +/-

		técnicas de sedação
	V,VI	Nitroglicerina profiláctica; técnicas de sedação +/- hospitalização
Risco grave	I	Protocolo normal + consulta médica
	II	Nitroglicerina profiláctica +/- técnicas de sedação
	III,IV	Nitroglicerina profiláctica +/- técnicas de sedação +/- hospitalização
	V,VI	Hospitalização; planos de tratamento dentário menos complexos recomendados

REFERÊNCIAS:

1. Cutler LS: Avaliação e tratamento do doente dentário com doença cardiovascular. Ill: Angina e enfarte do miocárdio. J Conn State Dent Assoc 61:2123, 1987.

2. Findler M, Galili D, Meidan Z, et al: Tratamento dentário em pacientes de risco muito elevado com doença cardíaca isquémica ativa. Oral Surg Oral Med Oral Pathol 76:298300, 1993.

3. MacAfee KA, II, Chisdak B, Hersh EV: Angina de peito - diagnóstico e tratamento em ambulatório. Compêndio 14:892, 894, 896, 1993.

4. Peter L. Jacobsen: Protocolos para o tratamento dentário de pacientes clinicamente complexos. Última revisão efectuada em 20/08/2007

ENFARTE DO MIOCÁRDIO

DEFINIÇÃO:

O enfarte do miocárdio é uma lesão irreversível do miocárdio resultante de uma lesão isquémica prolongada.

ETIOLOGIA:

> Doença arterial coronária progressiva secundária à aterosclerose.

> Espasmos das artérias coronárias.

> Envolvimento vasculítico das artérias coronárias.

> Traumatismo do miocárdio ou das artérias coronárias.

APRESENTAÇÃO CLÍNICA:

A dor torácica severa está presente na zona subesternal ou pré-cárdica esquerda, +/- radiação no braço esquerdo ou na mandíbula. Dispneia, palpitações, náuseas e vómitos também podem fazer parte da apresentação.

AVALIAÇÃO DENTÁRIA DO PACIENTE COM ENFARTE DO MIOCÁRDIO ANTERIOR

> História de enfarte do miocárdio anterior e tempo decorrido desde esse evento.

> Presença de outras patologias cardiovasculares:

Insuficiência cardíaca congestiva

Arritmia

Angina

Hipertensão

> Presença de outros factores de risco:

Hiperlipidemia

Hipercolesterolemia

> Consulta médica

TRATAMENTO DENTÁRIO DO PACIENTE COM UM ENFARTE DO MIOCÁRDIO ANTERIOR

INTERVALO DE TEMPO	PROCEDIMENTOS	GESTÃO
</= 6 meses após o IAM	I	Protocolo normal
	II	Adiar se possível, consulta médica, minimização do stress, +/- técnicas de sedação adjuvantes.
	III-VI	Terapia paliativa contra-indicada, se possível, todas as cirurgias de emergência

		devem ser efectuadas em ambiente hospitalar.
6 meses a 1 ano após o enfarte do miocárdio	I	Protocolo normal
	II, III, IV	Adiar se possível, consulta médica, minimização do stress, técnicas de sedação adjuvantes.
	V, VI	Adiar se possível; recomenda-se hospitalização
> 1 ano após o IAM	I	Protocolo normal
	II-IV	Minimização do stress, técnicas de sedação
	V-VI	Consulta médica, +/- hospitalização; hospitalização obrigatória para anestesia geral

(Consultar a página n.º 1 para os procedimentos dentários

REFERÊNCIAS:

1. Cintron G, Medina R, Reyes AA, Lyman G: Efeitos cardiovasculares e segurança da anestesia dentária e intervenções dentárias em pacientes com enfarte do miocárdio recente não complicado. Arch Intern Med 146:22032204, 1986.

2. Findler M, Galili D, Meidan Z, et al: Tratamento dentário em pacientes de muito alto risco com doença cardíaca isquémica ativa. Oral Surg Oral Med Oral Pathol 76:298300, 1993.

3. Lustig JP, Zagury A, Reisin LH, Neder A: Thrombolytic therapy for acute myocardial infarction after oral surgery. Oral Surg Oral Med Oral Pathol 75:547-548, 1993.

4. Mattila KJ, Nieminen MS, Valtonen W, et al: Association between dental health and acute myocardial infarction. Br MedJ 298:779-781,1989.

5. McCarthy FM: Tratamento seguro do paciente pós-ataque cardíaco. Compêndio 10:598-604, 1989.

6. Perusse R, Goulet JP, Turcotte JY: Contra-indicações para vasoconstritores em medicina dentária: Parte I. Doenças cardiovasculares. Oral Surg Oral Med Oral Pathol 74:679-686, 1992.

7. Scuba JR, Parrado C: Hemorragia parafaríngea secundária à terapia trombolítica para infarto agudo do miocárdio. J Oral Maxillofac Surg 50:413-415, 1992

8. Peter L. Jacobsen: Protocolos para o tratamento dentário de pacientes clinicamente complexos. Última revisão efectuada em 20/08/2007

INSUFICIÊNCIA CARDÍACA CONGESTIVA

DEFINIÇÃO:

A insuficiência cardíaca congestiva é a incapacidade do coração de fornecer um fornecimento adequado de sangue para satisfazer as necessidades metabólicas.

A insuficiência cardíaca congestiva indica uma disfunção cardíaca significativa. Os procedimentos cirúrgicos em doentes cardíacos, incluindo os procedimentos dentários, estão associados a uma elevada morbilidade e mortalidade; o aumento do risco depende da gravidade da insuficiência cardíaca congestiva.

O dentista deve, portanto, estar familiarizado com os sinais e sintomas clínicos da insuficiência cardíaca congestiva e com os possíveis factores precipitantes.

Os medicamentos utilizados no tratamento da insuficiência cardíaca congestiva também podem complicar o tratamento dentário do doente. Por conseguinte, é importante ter um plano integrado antes do início da terapia dentária.

CAUSAS DA INSUFICIÊNCIA CARDÍACA CONGESTIVA:

> DIMINUIÇÃO DA FUNÇÃO MIOCÁRDICA:

Doença cardíaca isquémica

Doenças infiltrativas (por exemplo, amiloidose)

Perturbações metabólicas (por exemplo, hipotiroidismo)

Supressão farmacológica (por exemplo, propranolol)

> AUMENTO DA RESISTÊNCIA VASCULAR:

Hipertensão (75% dos casos)

Estenose aórtica

Coartação da aorta

> AUMENTO DO VOLUME SANGUÍNEO:

Insuficiência valvular (por exemplo, insuficiência aórtica ou mitral)

Defeito do septo auricular ou ventricular

Insuficiência renal crónica com retenção de líquidos

> EXIGÊNCIA METABÓLICA EXCESSIVA:

Anemia grave

Tirotoxicose

AVALIAÇÃO DENTÁRIA:

Os doentes podem ter vários graus de insuficiência cardíaca congestiva e podem ser agrupados nas seguintes categorias de risco.

DOENTES DE BAIXO RISCO:

> História de insuficiência cardíaca congestiva ligeira.

> Assintomático com a terapia.

> O doente está provavelmente a tomar um diurético ligeiro, como uma tiazida, com ou sem digitálicos.

> Antes do início do tratamento dentário, o dentista deve verificar se o doente foi submetido a uma avaliação médica nos últimos 12 meses, se está a seguir um regime médico estável e se tem uma tensão arterial, pulsação e ritmo normais.

DOENTES COM RISCO MODERADO:

> História de insuficiência cardíaca congestiva moderadamente grave.

> Sintomas intermitentes apesar da terapia médica.

> Assintomática em repouso, pode desenvolver dispneia com esforço significativo.

> Pode ser utilizado um agente redutor após a carga.

> Determinar o nível de potássio sérico em doentes a tomar diuréticos potentes, especialmente se estiverem a tomar digitálicos, para minimizar a probabilidade de precipitar arritmias

DOENTES DE ALTO RISCO:

Sintomas apesar das doses crescentes de medicamentos. Frequentemente, estão a tomar um agente redutor de pós-carga ou digoxina, e podem também estar a tomar vasodilatadores como a hidralazina ou prazosina. Apresentam episódios frequentes de dispneia, ortopneia, dispneia paroxística nocturna e edema periférico. Ao exame, podem estar visivelmente taquipneicos. Podem ser evidentes o baqueteamento dos dedos e a cianose dos leitos ungueais.

TRATAMENTO DENTÁRIO DE PACIENTES COM DOENÇA CARDÍACA CONGESTIVA

DOENÇA

ORIENTAÇÕES GERAIS:

> Minimização do stress:

Compromissos mais curtos

Sedação adjuvante

> Limitar a utilização de epinefrina

ORIENTAÇÕES ESPECÍFICAS:

FACTORES DE RISCO	PROCEDIMENTOS	PROTOCOLO
Baixo risco	I-IV V-VI	Protocolo normal Consulta médica +/- sedação
Risco moderado		Consulta médica; controlo do

		nível de potássio nos doentes que tomam diuréticos
	V-VI	Protocolo normal +/- sedação +/- hospitalização
Risco elevado	V-VI	Consulta médica; avaliação médica recente; verificar o nível de potássio dos doentes que tomam diuréticos Sedação
	I-IV	Hospitalização
	V-VI	Plano de tratamento dentário menos complexo recomendado

(Consultar a página n.º 1 para os procedimentos dentários

REFERÊNCIAS:

1. Milam SB, Giovannitti JA: Toxicidade dos digitálicos. Um relato de caso. J Periodontol 55:414-418, 1989.

2. Mulligan R: Pretreatment for the cardiovascularly compromised geriatric dental patient. Dentista de Cuidados Especiais 5:116-123, 1985.

3. Umino M, Nagao M: Doenças sistémicas em pacientes dentários idosos. Int DentJ 43:213-218, 1993.

4. Peter L. Jacobsen: Protocolos para o tratamento dentário de pacientes clinicamente complexos. Última revisão efectuada em 20/08/2007

ENDOCARDITE BACTERIANA

DEFINIÇÃO:

A endocardite bacteriana é a infeção das válvulas cardíacas ou das superfícies endoteliais do coração.

IMPORTÂNCIA CLÍNICA:

Apesar da terapia médica e cirúrgica agressiva, a endocardite bacteriana continua a ter uma taxa de mortalidade de 10%.

A manipulação dentária é a principal causa identificável de bacteriemia transitória que pode causar endocardite bacteriana.

PATOGENESE:

Um coágulo estéril de plaquetas e fibrina implanta-se nas superfícies danificadas do coração em doentes susceptíveis. O trombo actua como um nidus para a proliferação bacteriana se ocorrer uma bacteriemia transitória nestes doentes susceptíveis.

ORGANISMOS QUE CAUSAM ENDOCARDITE BACTERIANA:

Os organismos orais representam uma proporção considerável dos agentes causadores de endocardite bacteriana.

> Estreptococos alfa hemolíticos,

> Enterococos (streptococcus feacalis),

> Pneumococos,

> Estafilococos e

> Estreptococos do grupo A.

Foi demonstrado que as manipulações dentárias resultam em bacteriémia transitória.

Os riscos das manipulações dentárias na indução de bacteriémia dependem da quantidade de trauma dos tecidos moles induzido pelo procedimento e da doença inflamatória local pré-existente.

No entanto, qualquer manipulação dentária suscetível de resultar em hemorragia gengival pode levar a uma bacteriemia transitória.

COMPLICAÇÕES DA ENDOCARDITE BACTERIANA

> **COMPLICAÇÕES CARDÍACAS:**

- Incompetência valvular (insuficiência aórtica, insuficiência mitral, insuficiência tricúspide)
- Insuficiência cardíaca congestiva, geralmente secundária a insuficiência aórtica
- Abcessos do miocárdio
- Anomalias de condução, geralmente como resultado de abcessos do miocárdio que

invadem a via de condução

- Pericardite (raramente)

> **COMPLICAÇÕES EMBÓLICAS:**

- Enfarte embólico cerebral
- Infarto renal
- Infarto esplênico
- Outros êmbolos sistémicos

> **FORMAÇÃO DE COMPLEXOS IMUNITÁRIOS:**

- Artrite
- Glomerulonefrite

CONSIDERAÇÕES NA ESCOLHA DE MEDICAMENTOS PARA USO DENTÁRIO

PROFILAXIA:

> Os medicamentos escolhidos devem ser dirigidos a organismos que se encontram habitualmente na cavidade oral.

> Os medicamentos escolhidos devem ser bactericidas.

> Os fármacos devem ser administrados num intervalo adequado antes do procedimento para assegurar um nível sanguíneo máximo no momento da cirurgia.

> Os medicamentos não devem ser administrados durante longos períodos antes da cirurgia para evitar o desenvolvimento de organismos resistentes.

> Os antibióticos devem ser mantidos durante um período de tempo após o procedimento para permitir a cicatrização dos tecidos.

PACIENTES COM RISCO DE ENDOCARDITE BACTERIANA

> **DOENÇAS VALVULARES REUMÁTICAS:**

Incidência estimada em 4-7% ao ano antes da disponibilidade de antibióticos, significativamente mais baixa atualmente.

> **OUTRAS DOENÇAS VALVULARES ADQUIRIDAS:**

- Estenose aórtica calcificada em pacientes idosos
- Insuficiência aórtica secundária a traumatismo
- Insuficiência aórtica na sífilis

(A incidência exacta de endocardite bacteriana nestes doentes é desconhecida).

> **DOENÇA CARDÍACA CONGÉNITA:**

- Prolapso da válvula mitral com regurgitação
- Defeito do septo ventricular

- Estenose subaórtica hipertrófica idiopática
- Válvula aórtica bicúspide
- Tetralogia de Fallot
- Outras doenças cardíacas cianóticas

> **VÁLVULAS PROTÉSICAS:**

Incidência estimada em 4% ao ano

> **ENDOCARDITE ANTERIOR:**

Incidência estimada em 10% por ano

> **ANOMALIAS VASCULARES OU PRÓTESES INTRAVASCULARES**

- Coartação da aorta
- Ducto arterioso patente
- Derivação artéria sistémica-pulmonar
- Enxerto de bypass vascular
- Derivação ou enxerto arteriovenoso

DOENTES DE RISCO MÍNIMO QUE NÃO NECESSITAM DE PROFILAXIA ANTIBIÓTICA

- Murmúrios inocentes ou funcionais.
- Defeito do septo atrial não complicado do tipo secundum.
- Reparação cirúrgica sem resíduos após 6 meses de defeito do septo atrial secundum, defeito do septo ventricular (exceto se for utilizado um enxerto de Dacron) ou persistência do canal arterial.
- Cirurgia de revascularização do miocárdio.
- Prolapso da válvula mitral sem regurgitação valvular.
- Febre reumática anterior sem disfunção valvular.
- Pacemaker cardíaco ou desfibrilhadores implantados.
- Doença de Kawasaki sem disfunção valvular.

PROFILAXIA DA ENDOCARDITE

Recomendado para:

Procedimentos dentários conhecidos por induzir hemorragia gengival ou da mucosa, incluindo limpeza profissional e injeção de anestésico intraligamentar.

Não recomendado para:

Procedimentos dentários pouco susceptíveis de induzir hemorragia gengival - simples ajuste de aparelhos ortodônticos, obturações acima da linha da gengiva.

Injeção de anestésico local intra-oral (exceto injecções intraligamentares).

COBERTURA ANTIBIÓTICA PROFILÁCTICA PARA A PREVENÇÃO DA ENDOCARDITE BACTERIANA

(Diretrizes actuais da Associação Americana do Coração publicadas em 8 de maio de 2007, Circulation, Vol 115)

REGIME PADRÃO

V Amoxicilina 500 mg: Tomar 4 comprimidos (2,0 g) 1 hora antes do procedimento.

Nota: 1) Crianças 50 mg/Kg. Não exceder a dose para adultos

2) Não é necessária uma segunda dose para adultos ou crianças

Doentes alérgicos à amoxicilina-penicilina

✓Clindamicina 500 mg: Tomar 4 comprimidos (2 g) 1 hora antes do procedimento

Ou

✓Azitromicina 250 mg: Tomar 2 comprimidos (500 mg) 1 hora antes do procedimento

Ou

✓Claritromicina 250 mg: Tomar 2 comprimidos (500 mg) 1 hora antes do procedimento.

Ou

✓Cefalexina 500 mg: Tomar 4 comprimidos (2 g) 1 hora antes do procedimento.

Ou

✓Cefadroxil 500 mg: Tomar 4 comprimidos (2 g) 1 hora antes do procedimento.

Nota: As cefalosporinas não devem ser utilizadas em indivíduos com reação de hipersensibilidade imediata do tipo p (urticária, angiodema ou anafilaxia) às penicilinas.

Nota: Dose para crianças. (Não exceder a dose para adultos)

Clindamicina 20 mg/kg

Ceplalexina 50 mg/kg

Cepadroxil 50 mg/kg

Azitromicina 15 mg/kg

Claritromicina 15 mg/kg

Doentes incapazes de tomar medicamentos orais (ou seja, antes da anestesia geral)

✓Ampicilina 2 g IV ou IM nos 30 minutos anteriores ao procedimento.

Crianças: 50 mg/kg IV ou IM nos 30 minutos anteriores ao procedimento

Doentes alérgicos à ampicilina-moxicilina-penicilina incapazes de tomar medicamentos orais

✓Clindamicina 600 mg IV nos 30 minutos anteriores ao procedimento.

Crianças: 20 mg/kg IV nos 30 minutos anteriores ao procedimento.

✓Cefazolina 1 g IV ou IM nos 30 minutos anteriores ao procedimento Crianças: 25 mg/kg IV ou IM nos 30 minutos anteriores à operação.

Nota: As cefalosporinas não devem ser utilizadas em indivíduos com reação de hipersensibilidade imediata do tipo p (urticária, angiodema ou anafilaxia) à penicilina.

DOENTES CONSIDERADOS DE ALTO RISCO E NÃO CANDIDATOS AO REGIME PADRÃO

Ampicilina, gentamicina e amoxicilina: administração IV ou IM de ampicilina, 2,0 g, mais gentamicina, 1,5 mg/kg (não exceder 80 mg), 30 minutos antes do procedimento, seguida de amoxicilina, 1,5 g por via oral, 6 horas após a dose inicial; em alternativa, o regime parentérico pode ser repetido 6 horas após a dose inicial.

Doentes alérgicos à ampicilina-moxicilina-penicilina considerados de alto risco

Vancomicina: administração IV de 1,0 g ao longo de 1 hora, com início 1 hora antes do procedimento. Não é necessário repetir a dose.

CANDIDATOS DE ALTO RISCO

> Válvula cardíaca protética

> História prévia de endocardite

> Conduta ou shunt sistémico-pulmonar construído cirurgicamente

SITUAÇÕES ESPECÍFICAS

> **Febre reumática:** O regime de antibiótico de penicilina de baixa dose utilizado para prevenir a recorrência da febre reumática aguda é inadequado para a prevenção da endocardite bacteriana; são recomendados regimes de eritromicina ou clindamicina.

> **Anticoagulantes:** Evitar injecções IM; utilizar regimes IV ou orais

> **Disfunção renal:** Ajustar a dose de antibióticos, particularmente gentamicina e Vancomicina

> **Cirurgia cardíaca (doença cardíaca valvular ou congénita):** Avaliação dentária pré-operatória; cefalosporina de primeira geração no perioperatório; vancomicina no perioperatório

RISCOS RELATIVOS DE ENDOCARDITE BACTERIANA COM BASE NAS LESÕES CARDÍACAS SUBJACENTES

DOENTES COM RISCO MÍNIMO QUE NÃO NECESSITAM DE PROFILAXIA ANTIBIÓTICA

> Sopro inocente ou funcional.

> Defeito do septo atrial não complicado do tipo secundum.

> Reparação cirúrgica sem resíduos após 6 meses de defeito do septo atrial secundum, defeito do septo ventricular ou persistência do canal arterial.

> Cirurgia de revascularização do miocárdio.

> Prolapso da válvula mitral sem regurgitação valvular.

> Febre reumática anterior sem disfunção valvular.

> Pacemaker cardíaco ou desfibrilhador implantado.

> Doença de Kawasaki sem disfunção valvular.

DOENTES EM RISCO SIGNIFICATIVO:

> Doença valvular reumática

> Prolapso da válvula mitral e regurgitação mitral.

> Outra doença valvular adquirida

- Doença cardíaca congénita
- Prótese intravascular
- Coartação da aorta

DOENTES DE ALTO RISCO:

> Endocardite bacteriana anterior

> Válvula cardíaca protética

> Conduta ou derivação sistémico-pulmonar

GESTÃO DENTÁRIA DE PACIENTES COM RISCO DE ENDOCARDITE BACTERIANA

PRINCÍPIO GERAL

A seleção do regime padrão ou do regime alternativo mais rigoroso depende dos riscos associados ao defeito cardiovascular específico e do risco de bacteriemia para um determinado procedimento e ambiente de saúde oral.

Em geral, o regime padrão é suficiente. Deve ser considerado um regime alternativo em doentes de alto risco que se espera que apresentem hemorragia gengival excessiva.

ORIENTAÇÕES ESPECÍFICAS

Defeitos cardiovasculares	Patologia significativa dos tecidos moles ou traumatismo	
	Sim	Não

Risco elevado	Regime alternativo	Regime padrão
Risco significativo	Regime padrão	Regime padrão
Risco mínimo	Sem profilaxia	Sem profilaxia

ESTAR ATENTO NO MOMENTO DA CONSULTA:

Sintomas semelhantes a flatos no prazo de dois dias, mais frequentemente no prazo de duas semanas, raramente no prazo de quatro semanas após procedimentos dentários. Estes sintomas podem ser sinais de endocardite bacteriana, mesmo que o doente tenha sido corretamente profilaxado. Se o doente apresentar estes sintomas, deve consultar o seu médico.

REFERÊNCIAS:

1. Associação Americana do Coração: Antibiotic prophylaxis of endocarditis: new recommendations. Drug Ther Bull 28:90-91, 1990.

2. Burket LW, Burn CG: Bacteremias após extração dentária. Demonstração da fonte de bactérias através de um não-patogénico (Serratia marcescens). J Dent Res 16:521-530, 1937.

3. Dajani AS, Bisno AL, Chung KJ, et al: Prevenção da endocardite bacteriana. Recommendations by the American Heart Association (Recomendações da Associação Americana do Coração). JAMA 264:2919-2922, 1990.

4. DeMoor CE, DeStoppelaar JD, Van Houte J: A ocorrência de Streptococcus mutans e Streptococcus sanguis no sangue de pacientes com endocardite. Resumos de comunicações apresentadas no décimo oitavo Congresso da ORCA, 1968.

5. Fekete T: Controversies in the prevention of infective endocarditis related to dental procedures. Dent Clin North Am 34:79-90, 1990.

6. Fleming P, Feigal RJ, Kaplan EL, et al: O desenvolvimento de estreptococos orais resistentes à penicilina após profilaxia repetida com penicilina. Oral Surg Oral Med Oral Pathol 70:440-444, 1990.

7. Friedlander AH, Yoshikawa TT: Patogénese, gestão e prevenção da endocardite infecciosa no doente dentário idoso. Oral Surg Oral Med Oral Pathol 69:177-181, 1990.

8. Giglio JA, Rowland RW, Dalton HP, Laskin DM: Bacteremia induzida pela remoção de suturas: Um possível risco de endocardite. J Am Dent Assoc 123:65-66,69-70,

1 992.

9. Hills-Smith H, Schuman NJ: Antibioticoterapia em Odontopediatria. I. Profilaxia da endocardite bacteriana subaguda. Pediatr Dent 5:38-44, 1983.

10. Hobson RS, Clark JD: Endocardite infecciosa associada a tratamento ortodôntico: Um relato de caso. Br J Orthod 20:241-244, 1993.

11. Hollister MC, Weintraub JA: The association of oral status with systemic health, quality of life, and economic productivity. J Dent Educ 57:901-912,

1 993.

12. Hupp JR: Alteração dos métodos de prevenção da endocardite infecciosa após procedimentos dentários: 1943 a 1993.J Oral Maxillofac Surg 51:616-623, 1993.

1 3.Imperiale TF, Horwitz RI: A profilaxia previne a endocardite infecciosa pós-dentária? Uma avaliação controlada da eficácia protetora. Am J Med 88:131-136, 1990.

14. Kaye D: Prophylaxis for infective endocarditis: Uma atualização. Ann Intern Med 104:419-423, 1986.

15. Korn VA, Schaffer EM: Uma comparação das bacteremias pós-operatórias induzidas após diferentes procedimentos periodontais. J Periodontol 33:231, 1962.

16. Okell CC, Elliott SD: Bacteremia e sepsia oral com especial referência à etiologia da endocardite subaguda. Lancet 2:869, 1935.

17. Wahl MJ: Mitos da endocardite induzida por dentes. Arch Intern Med 154:137144, 1994.

18. Wahl MJ, Wahl PT: Prevenção da endocardite infecciosa: Uma atualização para os clínicos. Quintessence 1nt 24:171-175, 1993.

19. Peter L. Jacobsen: Protocolos para o tratamento dentário de pacientes clinicamente complexos. Última revisão efectuada em 20/08/2007

O PACIENTE SUBMETIDO A UMA CIRURGIA CARDÍACA

O dentista pode ser consultado para uma avaliação da saúde oral de um doente que vai ser submetido a cirurgia cardíaca. O dentista deve estar integralmente envolvido nos cuidados pré-operatórios destes doentes. Vários procedimentos cirúrgicos cardíacos podem aumentar o risco de desenvolvimento de endocardite bacteriana. Uma vez que a fonte primária de bacteriemia transitória que pode resultar em endocardite bacteriana é a cavidade oral, a saúde oral do doente deve ser optimizada no pré-operatório, sempre que possível.

Procedimentos cirúrgicos cardíacos mais comuns

> Enxertos de bypass da artéria coronária,

> Substituições de válvulas cardíacas, e

> A reparação de defeitos cardiovasculares congénitos, tais como

- Defeitos do septo atrial,
- Defeitos do septo ventricular,
- T etralogia de Fallot ou
- Coartação da aorta.

AVALIAÇÃO DENTÁRIA:

A avaliação dentária deve ser direcionada principalmente para a avaliação do risco de desenvolvimento de endocardite bacteriana após procedimentos cirúrgicos cardíacos. Os pacientes com alto risco de desenvolver endocardite no pós-operatório devem ser submetidos a uma intervenção pré-operatória agressiva para minimizar o risco.

Diferentes procedimentos cirúrgicos cardíacos colocam o paciente em risco variável para o desenvolvimento de endocardite bacteriana pós-operatória e requerem diferentes intervenções terapêuticas dentárias.

DOENTES DE BAIXO RISCO:

> Procedimentos de bypass da artéria coronária e

> A reparação primária de uma comunicação interauricular do tipo secundum não implica um risco acrescido de desenvolvimento de endocardite bacteriana para além do período pós-operatório imediato.

DOENTES EM RISCO SIGNIFICATIVO:

Doentes que necessitem de substituição valvular ou reparação de lesões congénitas (exceto defeitos do septo atrial não complicados).

Deve ser feita uma avaliação cuidadosa e todas as tentativas para otimizar a saúde oral antes da cirurgia cardíaca.

O exame dentário deve incluir

- Inspeção extra-oral e intra-oral dos tecidos moles,
- Cáries oclusais e exame periodontal, e
- Série completa de radiografias actuais.

O exame deve ser realizado especificamente para detetar quaisquer infecções agudas ou subagudas que possam comprometer o estado pós-operatório do doente.

Abcessos activos, fístulas, doença periapical e doença periodontal ativa aumentam significativamente a probabilidade de bacteriemia transitória e podem levar a endocardite bacteriana no doente suscetível.

TRATAMENTO DENTÁRIO DO PACIENTE SUBMETIDO A CIRURGIA CARDÍACA

ORIENTAÇÕES GERAIS:

1. Profilaxia antibiótica antes do tratamento

a. Revascularização do miocárdio - sem profilaxia

b. Anomalias congénitas - regime padrão

c. Lesões valvulares - regime padrão

2. O estado clínico do doente pode limitar as opções terapêuticas.

3. Minimizar o stress através de consultas mais curtas e de técnicas de sedação adjuvantes.

4. Limitar a utilização de epinefrina

5. Hospitalização

ORIENTAÇÕES ESPECÍFICAS:

1. Doentes com risco baixo ou significativo de desenvolver endocardite bacteriana pós-operatória:

Eliminar infecções agudas no pré-operatório

2. Pacientes com elevado risco de desenvolver endocardite bacteriana pós-operatória: extrair todos os dentes infectados de forma aguda e qualquer dente com um prognóstico questionável causado por doença pulpar ou periodontal.

REFERÊNCIAS:

20. Associação Americana do Coração: Antibiotic prophylaxis of endocarditis: new recommendations. Drug Ther Bull 28:90-91, 1990.

21. Burket LW, Burn CG: Bacteremias após extração dentária. Demonstração da fonte de bactérias por meio de um não-patogénico (Serratia marcescens). J Dent Res 16:521-530, 1937.

22. Dajani AS, Bisno AL, Chung KJ, et al: Prevenção da endocardite bacteriana. Recommendations by the American Heart Association (Recomendações da Associação

Americana do Coração). JAMA 264:2919-2922, 1990.

23. DeMoor CE, DeStoppelaar JD, Van Houte J: A ocorrência de Streptococcus mutans e Streptococcus sanguis no sangue de pacientes com endocardite. Resumos de comunicações apresentadas no décimo oitavo Congresso da ORCA, 1968.

24. Fekete T: Controversies in the prevention of infective endocarditis related to dental procedures. Dent Clin North Am 34:79-90, 1990.

25. Fleming P, Feigal RJ, Kaplan EL, et al: O desenvolvimento de estreptococos orais resistentes à penicilina após profilaxia repetida com penicilina. Oral Surg Oral Med Oral Pathol 70:440-444, 1990.

26. Friedlander AH, Yoshikawa TT: Patogénese, gestão e prevenção da endocardite infecciosa no doente dentário idoso. Oral Surg Oral Med Oral Pathol 69:177-181, 1990.

27. Giglio JA, Rowland RW, Dalton HP, Laskin DM: Bacteremia induzida pela remoção de suturas: Um possível risco de endocardite. J Am Dent Assoc 123:65-66,69-70,

1 992.

28. Hills-Smith H, Schuman NJ: Antibioticoterapia em Odontopediatria. I. Profilaxia da endocardite bacteriana subaguda. Pediatr Dent 5:38-44, 1983.

29. Hobson RS, Clark JD: Endocardite infecciosa associada a tratamento ortodôntico: Um relato de caso. Br J Orthod 20:241-244, 1993.

30. Hollister MC, Weintraub JA: The association of oral status with systemic health, quality of life, and economic productivity. J Dent Educ 57:901-912,

1 993.

31. Hupp JR: Alteração dos métodos de prevenção da endocardite infecciosa após procedimentos dentários: 1943 a 1993.J Oral Maxillofac Surg 51:616-623, 1993.

3 2.Imperiale TF, Horwitz RI: A profilaxia previne a endocardite infecciosa pós-dentária? Uma avaliação controlada da eficácia protetora. Am J Med 88:131-136, 1990.

33. Kaye D: Prophylaxis for infective endocarditis: Uma atualização. Ann Intern Med 104:419-423, 1986.

34. Korn VA, Schaffer EM: Uma comparação das bacteremias pós-operatórias induzidas após diferentes procedimentos periodontais. J Periodontol 33:231, 1962.

35. Okell CC, Elliott SD: Bacteremia e sepsia oral com referência especial à etiologia da endocardite subaguda. Lancet 2:869, 1935.

36. Wahl MJ: Mitos da endocardite induzida por dentes. Arch Intern Med 154:137144, 1994.

37. Wahl MJ, Wahl PT: Prevenção da endocardite infecciosa: Uma atualização para os clínicos. Quintessence 1nt 24:171-175, 1993.

O PACIENTE QUE FOI SUBMETIDO A UMA CIRURGIA CARDÍACA

O doente que foi submetido a uma cirurgia cardíaca requer uma consideração especial antes do início da terapia dentária.

As duas principais preocupações são

> O risco de desenvolver endocardite e

> O risco de hemorragia secundário à administração de anticoagulantes.

Diferentes procedimentos cirúrgicos cardíacos colocam o doente em diferentes riscos de endocardite bacteriana, e os tipos de profilaxia dentária necessários diferem em conformidade.

Além disso, alguns doentes podem ser colocados em anticoagulação após a colocação de próteses valvulares e, por conseguinte, necessitam de uma intervenção especial.

AVALIAÇÃO DENTÁRIA DO PACIENTE APÓS CIRURGIA CARDÍACA

> Avaliar o risco de o doente desenvolver endocardite e a necessidade de profilaxia antibiótica:

- Revascularização do miocárdio - sem risco acrescido
- Reparações selecionadas de lesões congénitas sem enxertos sintéticos - sem risco acrescido
- Correção de anomalia congénita com enxertos sintéticos - risco significativo
- Substituições valvulares - alto risco

> Avaliar a necessidade de ajuste da dosagem do anticoagulante e verificar o tempo de protrombina em pacientes com substituição de válvula protética.

GESTÃO DENTÁRIA DO DOENTE APÓS CIRURGIA CARDÍACA DIRECTRIZES GERAIS:

> Estado clínico:

- Deve ser optimizado por um médico antes de uma terapia dentária electiva.
- Consulta médica, se for caso disso.

> Minimização do stress:

- Compromissos mais curtos.
- Técnicas de sedação adjuvantes, quando necessário.

> Minimizar a utilização de epinefrina.

ORIENTAÇÕES ESPECÍFICAS:

DOENTES SEM RISCO ACRESCIDO DE ENDOCARDITE BACTERIANA SUBAGUDA:

Sem profilaxia antibiótica

DOENTES COM RISCO SIGNIFICATIVO DE ENDOCARDITE BACTERIANA SUBAGUDA:

INFLAMAÇÃO GENGIVAL	PROCEDIMENTOS	PROTOCOLO
Mínimo	I-III IV-VI	Regime padrão Regime padrão ou alternativo
Moderado a avançado	I-VI	Regime padrão ou alternativo

DOENTES COM ELEVADO RISCO DE ENDOCARDITE BACTERIANA SUBAGUDA:

INFLAMAÇÃO GENGIVAL	PROCEDIMENTOS	PROTOCOLO
Mínimo	I-III IV-VI	Regime padrão Regime alternativo oral padrão
Moderado a avançado	I-VI	Regime alternativo ou padrão

(Consultar a página n.º 1 para os procedimentos dentários)

REFERÊNCIAS:

38. Associação Americana do Coração: Antibiotic prophylaxis of endocarditis: new recommendations. Drug Ther Bull 28:90-91, 1990.

39. Burket LW, Burn CG: Bacteremias após extração dentária. Demonstração da origem das bactérias por meio de um não-patogénico (Serratia marcescens). J Dent Res 16:521-530, 1937.

40. Dajani AS, Bisno AL, Chung KJ, et al: Prevenção da endocardite bacteriana. Recommendations by the American Heart Association (Recomendações da Associação Americana do Coração). JAMA 264:2919-2922, 1990.

41. DeMoor CE, DeStoppelaar JD, Van Houte J: A ocorrência de Streptococcus mutans e Streptococcus sanguis no sangue de pacientes com endocardite. Resumos de comunicações apresentadas no décimo oitavo Congresso da ORCA, 1968.

42. Fekete T: Controversies in the prevention of infective endocarditis related to dental procedures. Dent Clin North Am 34:79-90, 1990.

43. Fleming P, Feigal RJ, Kaplan EL, et al: O desenvolvimento de estreptococos orais resistentes à penicilina após profilaxia repetida com penicilina. Oral Surg Oral Med Oral Pathol 70:440-444, 1990.

44. Friedlander AH, Yoshikawa TT: Patogénese, gestão e prevenção da endocardite infecciosa no doente dentário idoso. Oral Surg Oral Med Oral Pathol 69:177-181, 1990.

45. Giglio JA, Rowland RW, Dalton HP, Laskin DM: Bacteremia induzida pela remoção

de suturas: Um possível risco de endocardite. J Am Dent Assoc 123:65-66,69-70,

1 992.

46. Hills-Smith H, Schuman NJ: Antibioticoterapia em Odontopediatria. I. Profilaxia da endocardite bacteriana subaguda. Pediatr Dent 5:38-44, 1983.

47. Hobson RS, Clark JD: Endocardite infecciosa associada a tratamento ortodôntico: Um relato de caso. Br J Orthod 20:241-244, 1993.

48. Hollister MC, Weintraub JA: The association of oral status with systemic health, quality of life, and economic productivity. J Dent Educ 57:901-912,

1 993.

49. Hupp JR: Alteração dos métodos de prevenção da endocardite infecciosa após procedimentos dentários: 1943 a 1993.J Oral Maxillofac Surg 51:616-623, 1993.

5 0.Imperiale TF, Horwitz RI: A profilaxia previne a endocardite infecciosa pós-dentária? Uma avaliação controlada da eficácia protetora. Am J Med 88:131-136, 1990.

51. Kaye D: Prophylaxis for infective endocarditis: Uma atualização. Ann Intern Med 104:419-423, 1986.

52. Korn VA, Schaffer EM: Uma comparação das bacteremias pós-operatórias induzidas após diferentes procedimentos periodontais. J Periodontol 33:231, 1962.

53. Okell CC, Elliott SD: Bacteremia e sepsia oral com especial referência à etiologia da endocardite subaguda. Lancet 2:869, 1935.

54. Wahl MJ: Mitos da endocardite induzida por dentes. Arch Intern Med 154:137-144, 1994.

55. Wahl MJ, Wahl PT: Prevenção da endocardite infecciosa: Uma atualização para os clínicos. Quintessence 1nt 24:171-175, 1993.

CAPÍTULO 4. DOENÇAS ENDÓCRINAS

DIABETES MELLITUS

DEFINIÇÃO:

A diabetes mellitus é a insuficiência absoluta ou relativa de insulina, a baixa produção de insulina pelo pâncreas ou a falta de resposta dos tecidos periféricos à insulina existente.

INCIDÊNCIA:

Afecta 3 a 4% de todos os adultos.

TIPOS:

> **Tipo I -** Insulino-dependente, com tendência para a cetose

> **Tipo II-** Não dependente de insulina, não propenso a cetose

FACTORES DE RISCO:

Hereditária, os familiares de diabéticos têm um risco 2,5 vezes superior de desenvolver a doença,

Obesidade e velhice

SINTOMAS:

Polidipsia, poliúria, polifagia, perda de peso.

Doentes com cetoacidose - náuseas e vómitos

SINAIS:

> Glicosúria

> Doentes com cetoacidose - desidratados, letárgicos e confusos

> Respiração exagerada (respiração kussmaul), odor frutado de acetona no hálito.

COMPLICAÇÕES DA DIABETES:

> **METABÓLICA:**

- Intolerância à glucose
- Metabolismo anormal das proteínas
- Metabolismo anormal dos ácidos gordos com cetoacidose:

- Sintomas gastrointestinais com náuseas e vómitos
- Instabilidade cardiovascular
- Desidratação
- Alterações do estado mental
- Coma
- Morte

> **AUMENTO DA INCIDÊNCIA DE DOENÇA DOS GRANDES E PEQUENOS VASOS**

■ Complicações dos grandes vasos:

- Doença das artérias coronárias
- Doença cerebrovascular
- Doença vascular periférica

■ Complicações em pequenos vasos:

- Retinopatia diabética - cegueira
- Nefropatia diabética (doença renal) -

> **COMPLICAÇÕES NEUROLÓGICAS**

■ Neuropatia periférica com perdas sensoriais proeminentes - traumatismo inadvertido que provoca ulcerações/alterações gangrenadas nos dígitos, mãos e pés.

■ Neuropatia autonómica:

- Hipotensão postural
- Impotência sexual

■ Alterações da motilidade gastrointestinal

> **AUMENTO DO RISCO DE INFECÇÕES:**

Aumento do risco de infecções da pele, do trato urinário e orais.

<u>COMPLICAÇÕES DA TERAPÊUTICA DA DIABETES MELLITUS</u>

> **AGENTES HIPOGLICÉMICOS ORAIS**

■ Hipoglicemia

■ Aumento das mortes cardiovasculares associadas à utilização de sulfonilureias

■ Acidose láctica com risco de vida com fenformina

> **TERAPIA COM INSULINA**

■ Hipoglicemia

■ Alergia à insulina

■ Resistência à insulina

■ Reacções locais nos locais de injeção

HIPOGLICEMIA

DEFINIÇÃO:

A hipoglicemia é um nível baixo de glicose no sangue resultante de um excesso de hipoglicemiantes orais, de insulina ou de uma ingestão alimentar inadequada.

SINAIS E SINTOMAS:

Fraqueza, nervosismo, tremores, palpitações e transpiração excessiva.

Letargia, agitação e confusão, evoluindo para convulsões e coma.

TRATAMENTO:

Administração de glucose oral: sumo de laranja ou refrigerantes.

Administração de glucose intravenosa: D_5 W (5% de dextrose em água) administrada em bolus.

AVALIAÇÃO DENTÁRIA DO PACIENTE COM DIABETES MELLITUS PACIENTES QUE NÃO SE SABE SE TÊM DIABETES MELLITUS:

> Os doentes com sinais e sintomas que sugiram o possível diagnóstico de diabetes devem efetuar uma determinação da glicemia.

> Os doentes com uma história familiar positiva de diabetes devem efetuar uma determinação da glucose no sangue.

> Os doentes que apresentem um nível elevado de glucose no sangue devem ser encaminhados para avaliação médica.

DOENTES COM DIABETES MELLITUS CONHECIDA:

> Tempo de início da diabetes

> Tipo de terapia necessária:

■ Controlo da alimentação

■ Agentes hipoglicémicos orais

■ Terapia com insulina

> Adequação do controlo:

■ Açúcar no sangue em jejum

■ Nível de hemoglobina A 1 c

■ História de hipoglicemia

■ História de cetoacidose

> Complicações da diabetes:

- Vascular
- Neurológico
- Renal
- Infecioso

CATEGORIAS DE RISCO PARA O PACIENTE COM DIABETES MELLITUS

DOENTES DE BAIXO RISCO:

> Bom controlo metabólico com um regime médico estável

> Sem antecedentes de cetoacidose ou hipoglicemia

> Sem complicações da diabetes

> Nível de glucose no sangue em jejum inferior a 200 mg/dl

> Nível de hemoglobina A1c inferior a 7%

DOENTES COM RISCO MODERADO:

> Controlo metabólico razoável em regime estável

> Sem antecedentes recentes de cetoacidose ou hipoglicemia

> Poucas complicações da diabetes

> Glicemia em jejum inferior a 250 mg/dl

> Nível de hemoglobina A1c de 7 a 9%

DOENTES DE ALTO RISCO:

> Mau controlo metabólico

> Sintomas frequentes

> Problemas frequentes de cetoacidose e hipoglicemia

> Complicações múltiplas da diabetes

> Nível de glucose no sangue em jejum superior a 250 mg/dl

> Nível de hemoglobina A1c superior a 9

GESTÃO DO PACIENTE COM DIABETES MELLITUS

MINIMIZAR O STRESS:

Consultas curtas a meio da manhã

Técnicas de sedação adjuvantes, se necessário

INSTRUÇÕES DIETÉTICAS:

Instruir o doente para manter a ingestão alimentar normal antes da operação.

Se estiver planeada uma consulta dentária longa, especialmente se a sessão se prolongar até à hora normal das refeições ou do lanche, interromper a consulta com um lanche adequado, como sumo de laranja.

Os doentes que se espera que tenham dificuldades em comer alimentos sólidos após os procedimentos dentários devem receber uma dieta de sólidos ou líquidos moles.

MINIMIZAR O RISCO DE INFECÇÃO:

Recomendar exames periódicos frequentes e profilaxia.

Tratar a doença periodontal de forma agressiva.

Considerar a profilaxia antibiótica pós-operatória para procedimentos cirúrgicos.

Tratar as infecções agudas de forma agressiva.

Considerar antibióticos adjuvantes para a periodontite supurativa.

TERAPIA COM INSULINA PARA O PACIENTE DENTÁRIO

OUTPATIENT:

1. Deve ser marcada uma consulta dentária a meio da manhã.

2. Deve ser tomado um pequeno-almoço normal.

3. As doses de insulina devem ser adaptadas aos procedimentos propostos:

a. Os doentes que se espera que possam retomar a ingestão oral normal imediatamente após o procedimento podem tomar a sua dose normal de insulina.

b. Os doentes que se espera que tenham algum atraso no recomeço da ingestão oral normal após o procedimento devem tomar metade da sua dose normal de insulina matinal, após consulta médica.

4. Retomar a dieta normal após o procedimento.

INPATIENTE:

1. Marcar a cirurgia de manhã cedo.

2. Não ingerir alimentos por via oral depois da meia-noite.

3. Deve ser determinado um nível de glucose no sangue em jejum na manhã da cirurgia.

4. Iniciar a infusão intravenosa de D_5 W (dextrose a 5% com água) a 100 ml/h na manhã da cirurgia.

5. Administrar metade da dose normal de insulina.

6. Manter a infusão intravenosa de fluidos até que a ingestão oral seja retomada.

7. Utilizar uma escala móvel baseada nas determinações da glicemia para otimizar o controlo da glicemia. 8. As determinações da glucose no sangue devem ser efectuadas às 15 horas e às 23 horas.

9. Retomar a ingestão oral o mais rapidamente possível.

10. O doente deve estar a tomar um regime normal de insulina 1 a 2 dias após a cirurgia e, normalmente, pode ter alta e ser seguido em ambulatório.

GESTÃO DENTÁRIA DO PACIENTE COM DIABETES MELLITUS

RISCO CATEGORIA	PROCEDIMENTOS	PROTOCOLO
Baixo risco	I-III	Protocolo normal com atenção às diretrizes gerais aplicáveis a todos os doentes diabéticos
	IV-VI	Considerar técnicas de sedação adjuvantes; metade da insulina normal dose apenas se for previsível que a ingestão oral seja comprometida após consulta com o médico
Risco moderado	I-III	Protocolo normal; considerar técnicas de sedação adjuvantes.
	IV	Possível ajuste da dose de insulina após consulta com o médico
	V-VI	Possível ajuste da dose de insulina após consulta com o médico; considerar hospitalização
Risco elevado	I	Protocolo normal
	II-VI	Adiado até que o estado metabólico esteja estabilizado; intervenções paliativas em vez de restaurações extensas; controlo agressivo das infecções orais

(Consultar a página n.º 1 para os procedimentos dentários)

ESTEJA ALERTA PARA:

1. Problemas periodontais.
2. Candidíase / xerostomia.
3. Má resposta ao tratamento, especialmente à terapia periodontal.
4. Má cicatrização.
5. Cura lenta.
6. Qualquer infeção dentária deve ser tratada imediatamente, ou seja, com antibióticos e incisão e drenagem adequadas.

REFERÊNCIAS:

1. Albrecht M, Banoczy J, Tamas G, Jr: Sintomas dentários e orais da diabetes mellitus.

Community Dent Oral Epidemiol 16:378-380, 1988.

2. Aly Fl, Blackwell CC, MacKenzie DA, et al: Candidíase oral atrófica crónica em doentes com diabetes mellitus - papel do estado do secretor. Epidemiol Infect 106:355-363, 1991.

3. Aly Fl, Blackwell CC, MacKenzie DA, et al: Factores que influenciam o transporte oral de leveduras entre indivíduos com diabetes mellitus. Epidemiol Infect 109:507-518, 1992.

4. Darwazeh AM, Lamey PJ, Samaranayake LP, et al: The relationship between colonisation, secretor status and in-vitro adhesion of Candida albicans to buccal epithelial cells from diabetics. J Med Microbiol 33:43-49, 1990.

5. Perusse R, Goulet JP, Turcotte JY: Contra-indicações para vasoconstritores em medicina dentária: Parte II. Hipertiroidismo, diabetes, sensibilidade ao sulfito, asma cortico-dependente e feocromocitoma. Oral Surg Oral Med Oral Pathol 74:687-691, 1992.

6. JA, Levin SM: Um estudo de prevalência de estomatite dentária em indivíduos com diabetes mellitus ou níveis elevados de glucose no plasma. Oral Surg Oral Med Oral Pathol 62:303-305, 1986.

7. Rosenthal 1M, Abrams H, Kopczyk A: A relação da doença periodontal inflamatória com o estado diabético em pacientes com diabetes mellitus insulino-dependente. J Clin Periodontol 15:425-429, 1988.

8. Sastrowijoto SH, Abbas F, Abraham-Inpijn L, van der Velden D: Relationship between bleeding/plaque ratio, family history of diabetes mellitus and impaired glucose tolerance. J Clin Periodontol 17:55-60, 1990.

9. Sastrowijoto SH, van der Veld en D, van Steenbergen TJ, et al: Melhoria do controlo metabólico, do estado clínico periodontal e da microbiologia subgengival na diabetes mellitus insulino-dependente. Um estudo prospetivo. J Clin Periodontol 17:233-242, 1990.

1 0.Seppala B, Seppala M, Ainamo J: Um estudo longitudinal sobre diabetes mellitus insulino-dependente e doença periodontal. J Clin Periodontol 20:161-165, 1993.

11. Tervonen T, Knuuttila M: Relação entre o controlo da diabetes e a bolsa periodontal e o nível do osso alveolar. Oral Surg Oral Med Oral Pathol 61:346-349, 1986.

12. Peter L. Jacobsen: Protocolos para o tratamento dentário de pacientes clinicamente complexos. Última revisão efectuada em 20/08/2007

DOENÇA DA GLÂNDULA SUPRA-RENAL E TERAPIA COM CORTICOSTERÓIDES

As glândulas supra-renais são pequenos órgãos endócrinos multifuncionais situados acima dos rins.

FUNÇÃO:

A medula suprarrenal produz as catecolaminas - epinefrina e nor epinefrina, que desempenham um papel integral na

> Manutenção da tensão arterial,

> O controlo da contratilidade e da excitabilidade do miocárdio &

> Regulação do metabolismo do corpo

O córtex adrenal produz:

> **Glucocorticóides:** regulam o metabolismo dos hidratos de carbono, das gorduras e das proteínas

> **Mineralocorticóides:** mantêm o equilíbrio de sódio e potássio

> **Hormonas sexuais:** papel secundário na maturação do sexo.

CONTROLO:

A função cortical suprarrenal é controlada pela hormona adrenocorticotrópica (ACTH) da pituitária anterior, que por sua vez é controlada pelo fator libertador de corticotropina (CRF) do hipotálamo. O equilíbrio é mantido por inibição de feedback pelo cortisol circulante na pituitária e no hipotálamo.

A função medular da suprarrenal depende do sistema renina-angiotensina, do nível de potássio sérico e do volume plasmático.

DOENÇAS DAS GLÂNDULAS SUPRA-RENAIS HIPERFUNÇÃO DO CÓRTEX SUPRA-RENAL:

SÍNDROME DE CUSHING: Hipersecreção de glucocorticóides em consequência de várias doenças que afectam o hipotálamo (50%), a hipófise anterior (25%) ou a própria glândula suprarrenal (25%).

Apresentação clínica: "cara de lua", obesidade troncular, perda de massa muscular, hirsutismo, facilidade de contusão, má cicatrização de feridas, osteoporose, maior suscetibilidade a infecções, hipertensão devido à retenção de líquidos e hiperglicemia.

Tratamento: adrenalectomia unilateral, adrenalectomia bilateral, cirurgia da hipófise ou tratamento médico (raramente).

HIPOFUNÇÃO DO CÓRTEX SUPRA-RENAL:

DOENÇA DE ADDISON: Hipossecreção de glucocorticóides em resultado da destruição autoimune do córtex suprarrenal (50%), da terapia com esteróides exógenos ou da adrenalectomia bilateral terapêutica.

Apresentação clínica: fraqueza, perda de peso, hipotensão ortostática, náuseas, vómitos, hiperpigmentação, hipercalemia e hipoglicemia

Tratamento: suplementação com esteróides

HIPERFUNÇÃO DA MEDULA SUPRA-RENAL:

FEOCROMOCITOMA: Tumor medular adrenal primário.

Apresentação clínica: hipertensão episódica, dores de cabeça, suores, palpitações e rubor.

Tratamento: excisão cirúrgica ou tratamento médico da hipertensão apenas (raramente).

HIPOFUNÇÃO DA MEDULA SUPRA-RENAL:

Deficiência de mineralocorticóides

Apresentação clínica: Hipercalemia

Tratamento: Substituição de mineralocorticóides

AVALIAÇÃO DENTÁRIA DO DOENTE COM DOENÇA SUPRA-RENAL E/OU TERAPIA COM ESTERÓIDES

1. Confirmar o diagnóstico original de doença adrenal ou não adrenal.

2. Determinar a terapia anterior:

a. Cirurgia

b. Esteróides (dose, duração, historial)

c. Radiação

3. Determinar o estado atual da suprarrenal (supressão da suprarrenal?).

4. Obter uma consulta médica.

TRATAMENTO DENTÁRIO DO DOENTE COM DOENÇA SUPRA-RENAL OU TERAPÊUTICA COM ESTERÓIDES PARA DOENÇA NÃO SUPRA-RENAL

1. Avaliar o potencial de supressão adrenal.

2. Administrar esteróides suplementares proporcionais à supressão supostamente adrenal e ao stress previsto.

Reduzir as doses suplementares de esteróides rapidamente ao longo de 2-3 dias para níveis de manutenção, a menos que haja infeção, dor prolongada grave ou ingestão oral comprometida.

3. Fornecer suplementação de esteróides: stress moderado, 20-40 mg de prednisona/dia ou equivalente (procedimentos do tipo II-IV); stress máximo ou anestesia geral, 60 mg de prednisona/dia ou equivalente (procedimentos do tipo V e VI).5 Utilizar técnicas de sedação adequadas para minimizar o stress.

4. Utilizar profilaxia antibiótica para minimizar o risco de infeção se estiver prevista uma

manipulação significativa dos tecidos moles: penicilina V, eritromicina ou tetraciclina 250 mg por via oral, de três em três dias.

PROTOCOLO DENTÁRIO PARA SUPLEMENTAÇÃO COM ESTERÓIDES

RISCO DE SUPRESSÃO ADRENAL	PROCEDIMENTOS	PROTOCOLO
Baixo risco Doentes a tomar esteróides em dias alternados para doenças não adrenais (5-60 mg de prednisona em dias alternados)	II-VI Anestesia geral	Os procedimentos devem ser realizados num dia em que o doente esteja a tomar esteróides; Dia da cirurgia: dose dupla de manutenção até um máximo de 60 mg de prednisona ou equivalente; Dia 2: dose de manutenção de esteróides. Dia 3: retomar o horário dos dias alternados O mesmo regime que o de baixo risco II-VI, começando com 60 mg ou equivalente de prednisona no dia do procedimento.
Risco significativo Doente anteriormente sob terapêutica com esteróides (20 mg de prednisona ou mais durante 7-10 dias no último ano)	II-IV V, VI ou anestesia geral	Dia da cirurgia: 20-40 mg de prednisona ou equivalente; Dia 2: 10-20 mg de prednisona ou equivalente; Dia 3: sem esteróides Dia da cirurgia: 60 mg de prednisona ou equivalente; Dia 2: 30 mg de prednisona ou equivalente; Dia 3: sem esteróides
Risco elevado Doente em terapêutica com dose de manutenção para doença suprarrenal (10-20 mg de prednisona/dia) Doente em terapêutica com esteróides	II-IV (stress moderado) V, VI ou anestesia geral (stress grave)	Dia do procedimento: dose dupla de esteróides até um máximo de 60 mg de prednisona ou equivalente; Dia 2: dose de manutenção Dia do procedimento:

para doença não suprarrenal (560 mg de prednisona/dia)		suplemento Dose diária até 60 mg de prednisona/dia; alcaparra 50% da dose/dia durante 23 dias até à dose de manutenção

(Consultar a página n.º 1 para os procedimentos dentários)

REFERÊNCIAS:

1. Glick M: Terapia de substituição com glucocorticosteróides: A literature review and suggested replacement therapy. Oral Surg Oral Med Oral Pathol 67:614-620, 1989.

2. Matheny JL: Corticosteróides, Parte II: Revisão da farmacologia e gestão de doentes em risco de crise adrenal. Compend Contin Educ Dent 7:534-538, 1986.

3. Sacks JC, Gilmore WC: Gestão de pacientes dentários que recebem glucocorticóides (esteróides). Gen Dent 35:204-206, 1987.

4. Steiner M, Ramp WK: Implantes dentários endósseos e o paciente dependente de glucocorticóides. J Oral Implantol 16:211-217, 1990

DISTÚRBIOS DA TIRÓIDE

HIPERTIROIDISMO:

A produção excessiva de tiroxina resulta em hipertiroidismo.

CAUSAS:

> Doença de Graves (autoimune): 90% dos doentes com menos de 40 anos

> Bócio multinodular tóxico, comum após os 40 anos de idade

> Nódulo tóxico único (pouco frequente)

> Tiroidite subaguda e crónica - hipertiroidismo transitório

> Ingestão facciosa e excessiva de hormona tiroideia exógena

HIPOTIROIDISMO:

A produção insuficiente de hormonas da tiroide resulta em hipotiroidismo.

CAUSAS:

> Tiroidite crónica (doença de Hashimoto)

> Atrofia idiopática da tiroide

> Terapia prévia com iodo radioativo

> Irradiação do pescoço

> Tiroidectomia

> Hipotiroidismo secundário (deficiência hipofisária, deficiência hipotalâmica)

EFEITOS DA TIROXINA:

LOCAL OU TIPO DE EFEITO	EXCESSO DE TIROXINA	INSUFICIENTE TIROXINA
Metabolismo	Perda de peso com polifagia; perda de massa muscular, fraqueza, depleção das reservas de gordura; pele fina; intolerância ao calor	Aumento de peso, pele espessa, intolerância ao frio
Medula óssea		Anemia
Metabolismo dos hidratos de carbono	Aumento da absorção intestinal de glicose e depleção hepática de glicogénio; hiperglicemia transitória e exacerbação da diabetes; possível lesão hepática crónica	Síncope hipoglicémica
Sistema cardiovascular	Aumento do débito cardíaco, da frequência cardíaca e da pressão de pulso; causa comum de fibrilhação auricular e arritmia	Diminuição do débito cardíaco, da frequência cardíaca e da pressão de pulso
Sistema nervoso	Mentalidade rápida; irritabilidade,	Mentalidade lenta (adultos),

central	inquietação	atraso mental (bebés), memória fraca
Sistema gastrointestinal	Aumento da motilidade, diarreia	Redução da motilidade, obstipação
Outros	Potenciação das catecolaminas e das hormonas de crescimento	Amenorreia; Infertilidade

AVALIAÇÃO DENTÁRIA DO PACIENTE COM DOENÇA DA TIRÓIDE

DOENTES COM PERTURBAÇÕES DA TIRÓIDE NÃO DIAGNOSTICADAS:

Os doentes com sintomas sugestivos de doença devem ser encaminhados para avaliação médica e testes de função tiroideia.

Hipertiroidismo

Nervosismo, irritabilidade, perda de peso recente, intolerância ao calor, taquicardia

Hipotiroidismo

Mentalidade lenta, apatia, aumento de peso recente, intolerância ao frio, bradicardia

DOENTES COM DOENÇA DA TIRÓIDE CONHECIDA

Diagnóstico original

Terapia anterior (cirurgia, medicação)

Medicação atual

Avaliação do estado clínico (ausência de sintomas, testes físicos e de função tiroideia normais nos últimos 6 meses)

IMPLICAÇÕES DENTÁRIAS DAS DOENÇAS DA TIRÓIDE

HIPERTIROIDISMO

Interação adversa com catecolaminas (por exemplo, epinefrina)

- Suscetível às catecolaminas que são utilizadas como vasoconstritores nas preparações anestésicas locais ou nos cordões de retração gengival, quando associadas ao stress de um procedimento dentário, podem precipitar uma tempestade tiroideia.

Hipertiroidismo grave

- Arritmias com risco de vida e insuficiência cardíaca congestiva
- Exacerbação da patologia cardiovascular subjacente
- Tempestade na tiroide

Hipertiroidismo ligeiro

Febre muito alta, alterações do SNC (agitação grave, psicose franca), vómitos e diarreia.

Taquicardia, tremores, palpitações.

Exacerbação da patologia cardiovascular subjacente.

HIPOTIROIDISMO

Resposta exagerada a depressores do sistema nervoso central (analgésicos narcóticos, sedativos)

Hipotiroidismo grave (mixedema)

Depressão respiratória

Depressão cardiovascular

Colapso

Hipotiroidismo ligeiro

Efeitos exagerados de analgésicos e sedativos em doses de rotina

CATEGORIAS DE RISCO PARA O DOENTE COM DOENÇA DA TIRÓIDE

DOENTES DE BAIXO RISCO

Pacientes assintomáticos

Testes físicos e da função tiroideia dentro dos limites normais (nos últimos 6 meses)

DOENTES COM RISCO MODERADO

Pacientes assintomáticos

Sem testes físicos ou de função tiroideia recentes

DOENTES DE ALTO RISCO

Doentes com sintomas

TRATAMENTO DENTÁRIO DO PACIENTE COM DOENÇA DA TIRÓIDE

CATEGORIA DE RISCO	PROCEDIMENTOS	PROTOCOLO
Baixo risco	I -VI	Protocolo normal
Risco moderado	I-VI (especialmente IV-VI)	Minimizar a utilização de epinefrina e de depressores do SNC (por exemplo, analgésicos narcóticos, barbitúricos, diazepam); ponderar um reexame médico e laboratorial
Risco elevado	I II-VI	Protocolo normal Adiado até depois do exame médico, avaliação e tratamento; os testes de função da tiroide devem estar normalizados antes dos

		procedimentos

(Consultar a página n.º 1 para os procedimentos dentários)

REFERÊNCIAS:

I. Perusse R, Goulet JP, Turcotte JY: Contra-indicações para vasoconstritores em medicina dentária: Parte

II. Hipertiroidismo, diabetes, sensibilidade ao sulfito, asma cortico-dependente e feocromocitoma. Oral Surg Oral Med Oral Pathol 74:687-691, 1992.

GRAVIDEZ

A doente grávida coloca uma série de questões de gestão únicas para o dentista. Não só o dentista é responsável por prestar cuidados seguros e eficazes à mãe, como a saúde do feto também se torna uma preocupação. Além disso, podem ser observadas várias alterações orais maternas como consequência das múltiplas alterações fisiológicas que ocorrem.

ALTERAÇÕES MATERNAS:

Endócrino: múltiplas alterações hormonais

Cardiovasculares: Aumento de 20 a 40% do débito cardíaco, taquicardia e sopros de fluxo

Hematológico: Aumento de 30% no volume de sangue materno

Respiratório: Aumento da taxa de respiração

COMPLICAÇÕES:

Abortos espontâneos: Probabilidade de 15% durante o primeiro trimestre; possível relação com o stress da bacteremia.

Gravidez ectópica: Fertilização e implantação do feto numa trompa de Falópio, resultando em dor abdominal e hemorragia intensa.

Eclâmpsia: Pré-eclâmpsia marcada por hipertensão e proteinúria. Eclampsia caracterizada por hipertensão maligna, convulsões e encefalopatia.

Hipertensão e síncope: Secundária à compressão fetal da veia cava inferior quando a paciente está em posição supina.

Anemia: Secundária ao aumento das necessidades hematológicas.

Doenças cardiovasculares: Exacerbação da doença subjacente em resposta ao aumento da procura.

Oral: Exacerbação da doença periodontal subjacente; aumento do risco de granuloma piogénico.

AVALIAÇÃO E TRATAMENTO DENTÁRIO NA GRAVIDEZ

ORIENTAÇÕES GERAIS:

Fazer a história do trimestre e registar as complicações e a tensão arterial.

Primeiro Trimestre

O feto é especialmente suscetível de sofrer influências teratogénicas e aborto.

Segundo Trimestre

Este é o trimestre ideal para os cuidados dentários.

Terceiro Trimestre

O risco de síncope e de hipertensão é maior devido à posição fetal.

As exigências cardiovasculares são maiores. Existe um risco acrescido de anemia, o maior risco de eclâmpsia e um risco acrescido de hipertensão.

ORIENTAÇÕES ESPECÍFICAS:

1. A profilaxia dentária preventiva deve ser efectuada no início do segundo trimestre e no terceiro trimestre.

2. Todos os cuidados dentários electivos devem ser adiados.

3. O tratamento não diferível (por exemplo, controlo de cáries) deve ser concluído durante o segundo trimestre.

4. As radiografias são contra-indicadas em todas as situações, exceto em situações de emergência. Se forem efectuadas, é obrigatória a utilização de uma proteção de chumbo.

5. Deve haver autorização médica para todos os medicamentos, incluindo anestésicos locais, analgésicos e antibióticos.

a. A lidocaína, a penicilina, a eritromicina e o acetaminofeno (Tylenol) são geralmente aprovados.

b. A aspirina e os vasoconstritores em anestesia local e todos os medicamentos que causem depressão respiratória (por exemplo, analgésicos narcóticos) estão relativamente contra-indicados.

c. O diazepam (Valium), o óxido nitroso e a tetraciclina são absolutamente contra-indicados.

GESTÃO DURANTE O TRATAMENTO DENTÁRIO:

1. Primeiros três meses de gravidez -

a) Nenhum tratamento dentário, exceto em caso de urgência.

b) Se tiver sido efectuado um tratamento dentário, medicamentos mínimos ou traumatismos.

c) Educar o doente sobre o valor de uma boa higiene oral.

2. Segundo trimestre e primeira metade do terceiro trimestre

a) Este é o momento adequado para todos os tratamentos dentários necessários ou desejados durante a gravidez.

b) Minimizar o consumo de drogas, incluindo o consumo de medicamentos de venda livre.

c) Enfatizar os cuidados periodontais adequados para minimizar os resultados adversos da gravidez.

3. Última metade do terceiro trimestre-

a) Nenhum tratamento dentário, exceto em caso de urgência.

b) Se tiver sido efectuado um tratamento dentário, medicamentos mínimos ou traumatismos.

c) Se for necessário tratamento, estar atento à síndrome hipotensiva supina (permitir que o doente se vire de lado).

ESTEJA ALERTA PARA:

1. Problemas periodontais. Para além do risco de perda óssea do próprio doente, a doença periodontal grave tem sido associada a bebés prematuros com baixo peso à nascença. Uma boa saúde periodontal é fundamental para minimizar este risco.

2. Granulomas piogénicos (gengivite da gravidez)

3. Minimizar o uso de drogas. Apesar de haver pouco risco com a maioria dos medicamentos, podem ocorrer abortos espontâneos e as preocupações com os medicamentos usados durante os procedimentos dentários não devem ser consideradas como preocupações sobre o motivo do aborto.

REFERÊNCIAS:

1. Balligan FJ, Hale TM: Administração de analgésicos e antibióticos durante a gravidez.

Gen Dent 41:220-225, 1993.

2. Chiodo GT, Rosenstein DI: Tratamento dentário durante a gravidez: Uma abordagem preventiva.

J Am Dent Assoc 110:365-368, 1985.

3. Fiese R, Herzog S: Questões no tratamento dentário e cirúrgico da paciente grávida.

Oral Surg Oral Med Oral Pathol 65:292-297, 1988.

4. Jonsson R, Howland BE, Bowden GH: Relações entre saúde periodontal, esteróides salivares e Bacteroides intermedius em homens, mulheres grávidas e não grávidas. J Dent Res 67:1062-1069, 1988.

5. Miyazaki H, Yamashita Y, Shirahama R, et al: Condição periodontal de mulheres grávidas avaliada pelo CPITN. J Clin Periodontol 18:751-754, 1991.

6. Schwartz M, Holmes HI, Schwartz SS: Cuidados com a paciente grávida. J Can Dent Assoc 53:299-301, 1987.

7. Shrout MK, Comer RW, Powell BJ, McCoy BP: Tratamento da paciente dentária grávida: Quatro regras básicas abordadas. J Am Dent Assoc 123:75-80, 1992.

8. Tarsitano BF, Rollings RE: A paciente dentária grávida: Evaluation and management. Gen Dent 41:226-234, 1993.

9. Peter L. Jacobsen: Protocolos para o tratamento dentário de pacientes clinicamente complexos. Última revisão efectuada em 20/08/2007

CAPÍTULO 5. DOENÇAS RESPIRATÓRIAS

ASMA

DEFINIÇÃO:

A asma é uma doença caracterizada por um estreitamento episódico e reversível das vias respiratórias.

PREVALÊNCIA:

2% da população. Início antes da idade de 10 anos em 50%.

CARACTERÍSTICAS CLÍNICAS:

Falta de ar episódica (dispneia), pieira, crises de tosse.

A doença de início na infância melhora frequentemente com a idade.

A doença de início no adulto é frequentemente mais refractária.

FISIOPATOLOGIA:

Constrição dos músculos lisos dos brônquios.

Edema da mucosa brônquica.

Formação de muco tenaz.

TIPOS:

Anomalia imunológica hereditária (mais comum).

Precipitação ambiental.

Induzida por aspirina.

Vasculite sistémica com asma concomitante.

POSSÍVEIS FACTORES PRECIPITANTES:

> Stress emocional

> Exercício

> Ar frio

> Infeção respiratória

> Poluentes atmosféricos

> Aspirina

AVALIAÇÃO DENTÁRIA DO DOENTE COM ASMA

> IDADE DE INÍCIO

> FREQUÊNCIA E GRAVIDADE DOS ATAQUES

> FACTORES PRECIPITANTES

Stress emocional e aspirina (factores significativos).

> MEDICAMENTOS

Broncodilatadores e o seu risco de efeitos secundários cardíacos (por exemplo, taquicardia, arritmias)

Utilização de corticosteróides (atual e no último ano), potencial supressão adrenal e imunossupressão.

> EXAME FÍSICO

Estado respiratório (falta de ar, pieira, crises de tosse, infeção do trato respiratório superior)

Efeitos secundários dos medicamentos

Frequência e ritmo do pulso (taquicardia ou ritmo de pulso irregular - sugerem efeitos secundários de medicamentos tóxicos)

CATEGORIA DE RISCO:

Doente de baixo risco: Episódios pouco frequentes, sem medicação crónica.

Doente com risco moderado: Episódios intermitentes que requerem uma terapia de manutenção crónica.

Doente em risco significativo: Episódios frequentes apesar da terapia de manutenção crónica, assintomático no momento da consulta dentária.

Doente de alto risco: Sintomático (por exemplo, sibilância audível) ou sinais físicos de efeitos secundários da medicação (por exemplo, taquicardia, pulso irregular)

TRATAMENTO DENTÁRIO DO DOENTE COM ASMA

ORIENTAÇÕES GERAIS:

Minimização do stress:

Compromissos mais curtos

Técnicas de sedação adjuvantes

Os anti-histamínicos (por exemplo, prometazina, difenidramina) estão contra-indicados.

Minimização da utilização de epinefrina relativamente aos potenciais efeitos secundários cardíacos dos medicamentos; a eritromicina e a clindamicina estão relativamente contra-indicadas se o doente estiver a tomar preparações de metilxantina.

Evitar medicamentos que contenham aspirina.

ORIENTAÇÕES ESPECÍFICAS:

Doentes de baixo risco:

Protocolo normal para todos os procedimentos.

Doentes com risco moderado:

Avaliação dos efeitos secundários cardíacos da medicação, ajuste da utilização de epinefrina, monitorização do pulso.

Suplemento de esteróides em doentes com supressão adrenal.

Para os doentes sob terapêutica com esteróides, antibióticos profilácticos quando se prevê uma manipulação significativa dos tecidos moles.

Doentes com risco significativo:

Consulta médica

Técnicas de sedação recomendadas para todos os procedimentos dos tipos II-VI.

Consideração do internamento para cirurgia dentária moderada e avançada (procedimentos de tipo V e VI).

Suplementos esteróides para pacientes com supressão adrenal.

Para os doentes que tomam esteróides, antibióticos profilácticos quando se prevê uma manipulação significativa dos tecidos moles.

Doentes de alto risco:

Todos os procedimentos dentários electivos são contra-indicados.

REFERÊNCIAS:

1. Chiodo GT, Rosenstein DI: Tratamento dentário durante a gravidez: Uma abordagem preventiva. J Am Dent Assoc 110:365-368, 1985.

DOENÇA PULMONAR OBSTRUTIVA CRÓNICA

DEFINIÇÃO:

A doença pulmonar obstrutiva crónica consiste na obstrução e destruição irreversíveis das vias aéreas, mais frequentemente sob duas formas, enfisema e bronquite crónica, que ocorrem de forma mista.

> Enfisema - doença que afecta as vias respiratórias distais, causando a destruição do parênquima pulmonar e a perda de elasticidade das paredes alveolares, o que resulta no comprometimento do fluxo de ar durante a expiração, na sobreinsuflação dos pulmões e no colapso de algumas vias respiratórias.

Sintomas - dispneia aos esforços, tosse, produção escassa de expetoração.

> Bronquite crónica - caracterizada por hipertrofia e hipersecreção das glândulas mucosas da árvore brônquica que compromete as vias respiratórias e produz sintomas.

Frequentemente um fumador que apresenta uma história de tosse crónica e produtiva. A tosse deve estar presente durante pelo menos 3 meses em 2 anos consecutivos.

PREVALÊNCIA:

30 casos/1000 habitantes

IMPORTÂNCIA:

Segunda causa mais comum de morte

CAUSA:

> Fumar

> Perturbações genéticas, como uma deficiência de$_1$ -antitripsina (raro)

SINTOMAS APRESENTADOS

> Tosse

> Produção de expetoração

> Sibilância

> Falta de ar que se agrava com o esforço.

CURSO CLÍNICO

Declínio progressivo e constante da função pulmonar ao longo dos anos

COMPLICAÇÕES

> Cor pulmonale (insuficiência cardíaca congestiva do lado direito)

> Insuficiência respiratória

AVALIAÇÃO DENTÁRIA DO PACIENTE COM COPD

DOENTES DE BAIXO RISCO

> Doentes com dispneia apenas em caso de esforço significativo

> Doentes com gases sanguíneos normais (PCO_2, 40 mm Hg; PO2 100 mm Hg; pH- 7,40)

DOENTES COM RISCO MODERADO

> Doentes com dispneia de esforço.

> Doentes sob terapêutica broncodilatadora crónica.

> Doentes que tenham utilizado recentemente corticosteróides.

> Doentes com hipoxemia (PO_2 inferior a 85 mm Hg) mas sem retenção de dióxido de carbono. Eritromicina e clindamicina - relativamente contra-indicadas para doentes que tomam metilxantinas.

DOENTES DE ALTO RISCO

> Doentes com sintomas de DPOC não reconhecidos anteriormente.

> Doentes com exacerbação aguda (por exemplo, infeção respiratória aguda).

> Doentes com dispneia significativa em repouso ou cor pulmonale que necessitem de oxigenoterapia crónica.

> Doentes com antecedentes de retenção de CO_2 (PCO_2 superior a 45 mm Hg) (Os doentes que retêm CO_2 são propensos a insuficiência respiratória quando recebem oxigénio e sedativos)

GESTÃO DENTÁRIA DO PACIENTE COM COPD

DOENTES DE BAIXO RISCO

Protocolo normal para todos os procedimentos dentários (tipos I-VI)

DOENTES COM RISCO MODERADO

Consulta física e médica recente sobre o plano de tratamento e a terapia dentária medicamentosa.

Evitar anestésicos locais com vasoconstritores em doentes sob terapêutica broncodilatadora, especialmente naqueles com efeitos cardíacos de alto risco.

Avaliar a supressão adrenal em todos os doentes com antecedentes de terapêutica com esteróides no espaço de 1 ano.

DOENTES DE ALTO RISCO

A terapia dentária (tipos II-VI) está contra-indicada em doentes com sintomas sugestivos de DPOC não diagnosticada.

Todos os cuidados dentários não urgentes devem ser adiados para os doentes com exacerbações agudas (por exemplo, infeção respiratória aguda).

Toda a terapia medicamentosa dentária deve ser aprovada pelo médico do paciente, especialmente qualquer agente que possa deprimir a função respiratória, como N O-O_{22} sedação por inalação, tranquilizantes ou narcóticos. São preferíveis os analgésicos não narcóticos .

Os pacientes com cor pulmonale estão em risco de arritmias e o uso de vasoconstritores deve ser minimizado.

A hospitalização deve ser considerada para procedimentos de cirurgia dentária moderada e avançada (tipos V e VI).

REFERÊNCIAS:

1. Anderson DO, Ferris BG, lickmantel R: O Inquérito Respiratório de Chilliwack, 1963. Parte IV. The effect of tobacco smoking on the prevalence of respiratory disease (O efeito do tabagismo na prevalência de doenças respiratórias). Can Med Assoc J 92:1066-1076, 1965.

2. Burrows B: Physiologic variants of chronic obstructive lung disease (Variantes fisiológicas da doença pulmonar obstrutiva crónica). Chest 58(Suppl. 2):415, 1970.

3. Diener CF, Burrows B: Further observations on the course and prognosis of chronic obstructive lung disease. Am Rev Resp Dis 111:719-724, 1975.

4. Fletcher CM: Bronquite crónica: Its prevalence, nature, and pathogenesis. Am Rev Resp Dis 80:483, 1959.

5. Hugh:Jones P, Whimster W: The etiology and management of disabling emphysema. Am Rev Resp Dis 117:343-378, 1978.

6. Tager J, Speizer FE: Role of infection in chronic bronchitis (Papel da infeção na bronquite crónica). N Engl J Med 292:563, 1975.

TUBERCULOSE

INFECÇÃO PRIMÁRIA:

A Mycobacterium tuberculosis causa geralmente uma doença pulmonar ligeira que inclui febre, arrepios, tosse e produção de expetoração.

Os focos infectados formam granulomas, que cicatrizam por cicatrização e calcificação.

É normalmente evidente numa radiografia do tórax.

30.000 novos casos ocorrem anualmente nos Estados Unidos.

COMPLICAÇÕES:

Espalhamento contíguo por erosão causando

Pleurisia

Pericardite

Tuberculose miliar: disseminação dos bacilos da tuberculose no sangue a partir de lesões granulomatosas para o

Fígado

Rins

Corpos vertebrais da coluna vertebral (mal de Pott)

Trato gastrointestinal

Meninges

Lesões orais - altamente contagiosas

Reativação da doença primária após períodos de dormência.

DIAGNÓSTICO:

O diagnóstico definitivo requer uma cultura positiva dos organismos; é necessária uma biopsia para o diagnóstico de doença extra-pulmonar.

AVALIAÇÃO DENTÁRIA DO PACIENTE COM TUBERCULOSE

HISTÓRIA

> Infeção passada

> Órgãos envolvidos

> Exposição a uma infeção ativa

> Testes cutâneos

> Terapia e tipo

> Consulta médica

CATEGORIAS DE RISCO

Alto risco (altamente infecioso):

- Doentes com tuberculose conhecida que apresentem sintomas de doença ativa (febre, arrepios, suores noturnos, produção de expetoração, perda de peso).
- Doentes com manifestações orais de tuberculose.

Risco moderado:

- Doentes com testes cutâneos de tuberculina positivos mas sem evidência de doença ativa.
- Doentes com radiografias de tórax sugestivas de envolvimento prévio de tuberculose, mas sem evidência de doença ativa.
- Doentes com tuberculose inadequadamente tratada, mas sem evidência de doença ativa.

Baixo risco:

- Doentes com tuberculose conhecida que tenham sido adequadamente tratados sem evidência de doença ativa.
- Doentes com história de exposição à tuberculose, mas com testes cutâneos negativos e sem evidência de doença.

TRATAMENTO DENTÁRIO DO DOENTE COM TUBERCULOSE

DOENTES DE ALTO RISCO (ALTAMENTE CONTAGIOSOS):

> Os cuidados dentários electivos são contra-indicados

> Cuidados dentários de emergência:

- Hospitalização recomendada
- Regime de assepsia rigoroso:
- Vestido
- Máscara dupla
- Luvas duplas
- Atenção cuidadosa à esterilização dos instrumentos
- As peças de mão que não podem ser esterilizadas em autoclave devem ser submetidas a esterilização por gás (normalmente disponível no hospital)

DOENTES COM RISCO MODERADO (TEORICAMENTE NÃO INFECCIOSOS):

> Máscara e luvas

> Atenção rigorosa aos procedimentos de esterilização dos instrumentos

> Esterilização a gás para peças de mão que não podem ser autoclavadas

DOENTES DE BAIXO RISCO:

Protocolo dentário normal

CONCLUSÕES ORAIS:

> A tuberculose oral representa a infeção por organismos trazidos para a boca na expetoração de lesões pulmonares.

> As superfícies mucosas traumatizadas estão predispostas ao desenvolvimento da tuberculose oral.

> Na tuberculose militar, a infeção também pode ocorrer na boca, devido à disseminação do sangue.

Sítios comuns-

- Base da língua
- Gengiva
- Lábios
- Amígdalas
- Tomadas de dentes e
- Palato mole

> As lesões orais causadas por disseminação secundária de lesões pulmonares primárias são ulcerativas.

> Úlceras - irregulares, com bordos suaves irregulares e minados. Frequentemente lineares. Indolor, embora possa ter um centro purulento.

> Linfadenopatia - comum.

> Nódulos unilaterais - aumento firme - escrófula.

> O envolvimento miliar da pele produz lúpus vulgar.

> Cantos da boca - ulcerações granuladas pouco profundas com superfícies de seixos, denominadas cutix orificialis.

REFERÊNCIAS:

1. Faecher RS, Thomas JE, Bender BS: Tuberculose: Uma preocupação crescente para a medicina dentária?

J Am Dent Assoc 124:94-104, 1993.

2. Molinari JA, Cottone JA, Chandrasekar PH: Tuberculose na década de 1990: Implicações actuais para a medicina dentária. Compêndio 14:276, 278, 280-282, 1993.

CAPÍTULO 6. DOENÇAS GASTROINTESTINAIS

DOENÇA INFLAMATÓRIA INTESTINAL

PREVALÊNCIA:

1 em 10.000 pacientes

Jovens adultos (mais comuns entre brancos e judeus) - 20-45 anos

TIPOS:

> **COLITE ULCERATIVA** - Envolve principalmente o cólon - ulceração difusa do cólon.

Sintomas - diarreia episódica a dor abdominal grave, diarreia com sangue, febre e prostração.

> **DOENÇA DE CROHN (enterite regional)** - envolvendo o íleo terminal e o cólon - inflamação granulomatosa que se estende por todas as camadas da parede intestinal.

Sintomas - diarreia e dores no baixo ventre, anorexia, febre e perda de peso.

SINTOMAS:

Dor abdominal, febre e diarreia

DIAGNÓSTICO:

Manifestações clínicas - excluir a síndrome do intestino irritável (doença intestinal funcional). Avaliação radiográfica, incluindo enema de bário e série gastrointestinal superior. Sigmoidoscopia ou colonoscopia com biopsia.

COMPLICAÇÕES:

Hemorragia, perfuração intestinal, fístula e carcinoma do cólon.

MANIFESTAÇÕES EXTRACOLÓNICAS

> Ulceração aftosa (10% dos casos)

> Lesões cutâneas (eritema multiforme)

> Artrite

> Hepatite

> Uveíte e

> Irite

AVALIAÇÃO DENTÁRIA DO PACIENTE COM IBD:

- Estabelecer o diagnóstico do tipo de doença inflamatória intestinal.
- Determinar a gravidade da doença e o grau de controlo.
- Determinar os medicamentos utilizados, com especial atenção para a terapêutica com esteróides no último ano.
- Determinar o historial da terapia cirúrgica.

TRATAMENTO DENTÁRIO DO DOENTE COM IBD:

- Minimizar o stress através de consultas mais curtas e de técnicas de sedação adjuvantes (quando adequado).
- Prescrever suplementos de esteróides para doentes com suspeita de supressão adrenal.
- Implementar um protocolo periodontal preventivo agressivo para o doente com DII mal controlada.

REFERÊNCIAS:

1. Halme L, Meurman JH, Laine P, et al: Achados orais em pacientes com doença de Crohn ativa ou inativa. Oral Surg Oral Med Oral Pathol 76:175-181, 1993.

2. Laurin D, Brodeur JM, Leduc N, et al: Deficiências nutricionais e distúrbios gastrointestinais nos idosos edêntulos: A literature review. J Can Dent Assoc 58:738740, 1992.

3. Scully C, Cochran KM, Russell RI, et al: Doença de Crohn da boca: Um indicador de envolvimento intestinal. Gut 23:198-201, 1982.

4. McCarthy PL, Shklar G: Uma síndrome de piostomatite vegetativa e colite ulcerosa. Arch Dermatol 88:913919, 1963.

5. Williams AJ, Wray D, Ferguson A: A entidade clínica da doença de Crohn orofacial. QJ Med 79:451-458, 1991.

HEPATITE VIRAL

DEFINIÇÃO:

Infeção aguda do fígado por um de três vírus:

Tipo A, Tipo B ou Tipo C.

A hepatite crónica desenvolve-se em 5% dos casos

SINTOMAS:

> Doença semelhante à gripe na fase prodrómica seguida de

> Icterícia

> Náuseas e vómitos

> Febre

> Anorexia na fase clinicamente ictal

SINAIS:

> Testes anormais da função hepática, incluindo elevação das transaminases (SGOT, SGPT e LDH) durante a fase prodrómica e ictal.

> Teste de despistagem do antigénio de superfície (HBsAg) apenas para o tipo B.

> Antigénio central da hepatite B HBcAg.

> Preditor de infecciosidade e antigénio (HBeAg).

TRANSMISSÃO:

Tipo A:

Fecal-oral; período de incubação-30 dias (15-45dias)

Crianças e adolescentes

Tipo B:

Predominantemente parentérica, mas são possíveis outros modos (partículas virais - saliva, sémen, secreções vaginais, leite materno); incubação - 12 semanas

Tipo C:

Parentérica, geralmente secundária a grandes transfusões de sangue superiores a 5 unidades.

Período de incubação - 6 semanas

SIGNIFICADO:

Tipo A:

Ocorrência comum, elevada infecciosidade, baixa morbilidade, doença geralmente benigna (80% dos doentes com mais de 60 anos têm anticorpos contra o vírus da hepatite A), ausência de estados de portador crónico e hepatite crónica rara. A infeção produz anticorpos contra os vírus e confere imunidade para toda a vida.

Tipo B:

Morbilidade e infecciosidade consideráveis; 10% dos doentes tornam-se portadores crónicos do antigénio de superfície (HBsAg) com potencial infecioso persistente.

Única forma de hepatite com marcador de antigénio.

Alguns doentes desenvolvem hepatite crónica.

Os dentistas têm 3 a 10 vezes mais probabilidades do que a população em geral de desenvolver hepatite do tipo B.

Tipo C:

90% relacionados com transfusões, sem marcadores antigénicos; 40% têm anomalias persistentes nos testes de função hepática. Muitos desenvolvem hepatite crónica ativa.

A hepatite C é infecciosa.

Agente da Delta:

Foi identificada uma forma particularmente virulenta de hepatite entre os toxicodependentes que consomem drogas por via intravenosa. Estes doentes apresentavam a coexistência do agente da hepatite B e do agente delta, um retrovírus ARN que só causa infeção na presença da hepatite B.

HEPATITE CRÓNICA:

Duas formas são distinguidas histologicamente por biópsia do "fígado" e caracterizadas por testes de função hepática anormais crónicos.

Forma crónica persistente: excelente prognóstico, não é necessária qualquer terapia específica.

Forma ativa crónica: pior prognóstico, pode evoluir para insuficiência hepática, terapia com esteróides e azatioprina. Infecciosidade - ambas as formas.

AVALIAÇÃO DENTÁRIA DO PACIENTE COM HEPATITE VIRAL ABORDAGEM CLÍNICA:

Todos os doentes com antecedentes de hepatite ou com antecedentes clínicos de iterícia ou iterícia escleral devem efetuar análises laboratoriais.

TESTES LABORATORIAIS:

- Testes de função hepática (SGOT, SGPT, LDH),
- Antigénio de superfície da hepatite B (HBsAg)
- Título de anticorpos contra a hepatite
- Tempo de protrombina

CONSULTA MÉDICA:

As pessoas com testes de função hepática anormais persistentes devem ser encaminhadas para um médico para uma avaliação mais aprofundada.

CATEGORIAS DE RISCO:

DOENTES DE BAIXO RISCO:

História de hepatite A com testes de função hepática normais e antigénio da hepatite negativo.

História de hepatite B com testes de função hepática normais e antigénio da hepatite negativo.

História de hepatite C com testes de função hepática normais e antigénio da hepatite negativo.

DOENTES DE ALTO RISCO:

Antigénio de superfície positivo para a hepatite B no rastreio de rotina

(O doente com HBsAg positivo está provavelmente infetado).

Testes de função hepática anormais.

Icterícia, iterícia escleral e outros sintomas de hepatite viral.

TRATAMENTO DENTÁRIO DO PACIENTE COM HEPATITE VIRAL

DOENTES DE BAIXO RISCO:

Protocolo dentário normal com a simples adição de máscara e luvas para o dentista e o assistente.

DOENTES DE ALTO RISCO:

1. As consultas são marcadas para o final do dia para permitir as devidas precauções e a esterilização.

2. Evitar cuidadosamente a exposição a sangue e secreções orais.

3. Adiamento dos cuidados dentários electivos até à resolução da infeção clínica.

4. Procedimentos de esterilização rigorosos: autoclave, chemclave ou esterilização a frio (por ordem de preferência) de todos os instrumentos, incluindo as peças de mão;

Nota: Muitas peças de mão não podem ser autoclavadas e têm de ser trazidas para a

hospitalar para esterilização com gás óxido de etileno (recomenda-se a utilização de uma peça de mão de reserva).

5. Utilização de luvas e máscaras duplas; precauções adequadas em matéria de vestuário.

6. Cobertura de todo o equipamento dentário exposto, sempre que possível, e limpeza de todas as outras superfícies com soluções anti-sépticas.

7. Utilização mínima de instrumentos de aerossol (seringa de ar-água, Cavitron).

8. Utilização de artigos descartáveis (por exemplo, moldes de impressão) sempre que possível.

9. Imunoglobulina para todo o pessoal sujeito a uma punção inadvertida com agulha.

ESTEJA ALERTA PARA:

Estar atento aos sinais de iterícia. Seguir o protocolo para disfunção hepática.

REFERÊNCIAS:

1. Cottone JA: Hepatite Delta: Outra preocupação para a medicina dentária. J Am Dent Assoc 112:47-49, 1986.

2. Fagan EA, Partridge M, Sowray JH, Williams R: Revisão da hepatite não-A, não-B: Os potenciais perigos nos cuidados dentários. Oral Surg Oral Med Oral Pathol 65:167171, 1988.

3. Johnson PJ: Vírus da hepatite, cirrose e cancro do fígado. J Surg Oneal Suppl 3:28-33, 1993.

4. Lee WM: Artigo de revisão: Drug-induced hepatotoxicity. Aliment Pharmacol Ther 7:477-485, 1993.

5. Little]W, Rhodus NL: Dental treatment of the liver transplant patient. Oral Surg Oral Med Oral Pathol 73:419-426, 1992.

6. Porter SR, Scully C: A hepatite não A, não B e a medicina dentária. Br Dent J 168:257261, 1990. Schiff ER, de Medina MD, Kline SN, et al: Veterans Administration cooperation study on hepatitis and dentistry.

J Am Dent Assoc 113:390-396, 1986.

7. Wilson GW, Sisto JM: Cirurgia ortognática em pacientes com doença de Crohn: Uma revisão da fisiopatologia e da gestão perioperatória. J Oral Maxillofac Surg 50:502-505, 1992.

8. Peter L. Jacobsen: Protocolos para o tratamento dentário de pacientes clinicamente complexos. Última revisão efectuada em 20/08/2007

CIRRHOSIS

DEFINIÇÃO:

A cirrose é o resultado de uma lesão grave ou prolongada do fígado que provoca a perda de células hepáticas e a formação progressiva de cicatrizes.

COMPLICAÇÕES:

> Diminuição da capacidade de síntese de proteínas plasmáticas - albumina, lipoproteínas e factores de coagulação.

> Diminuição da capacidade de desintoxicação das substâncias tóxicas e dos metabolitos normais - acumulação de medicamentos e toxinas - o doente torna-se encefalopata.

> Cicatrização - a circulação portal está bloqueada - Hipertensão portal

- Sequestro de esplenomegalia-plaquetas
- Ascite
- Colaterais portossistémicos: varizes esofágicas - risco de hemorragia

> Problema especial para o dentista:

Síntese inadequada de factores de coagulação - prolongamento do tempo de protrombina e hemorragia clínica. Acumulação de fármacos

CAUSAS:

> Abuso crónico de álcool (cirrose de Laennec); sobrevivência de 5 anos, 40-60%

> Hepatite crónica (cirrose pós-necrótica); sobrevivência de 5-7 anos, 25%, origem viral ou tóxica

> Congestão hepática passiva crónica secundária a insuficiência cardíaca congestiva

> Outros: hemocromatose, cirrose biliar primária, doença de Wilson

SINTOMAS:

> Ascite

> Edema periférico

> Esplenomegalia

> Hemorragia

> Encefalopatia

> Varizes do esófago

AVALIAÇÃO DENTÁRIA DO PACIENTE COM CIRROSE

> Avaliar a gravidade do compromisso hepático através da história clínica

> História de hemorragia anormal

> História de encefalopatia - restrição proteica (utilização de neomicina ou lactulose)

> Restrições alimentares e medicamentos

> Consumo ou abuso de álcool

> Restrições de líquidos ou sal ou diuréticos

Sinais físicos:

- Angiomas em aranha
- Eritema palmar
- Ascite
- Edema periférico

Se houver constatações significativas da lista acima, devem ser consideradas as seguintes:

> Consulta médica

> Avaliação laboratorial (frequentemente efectuada pelo médico)

Albumina, bilirrubina

SGOT, SGPT, níveis de fosfatase alcalina

CBC

> Avaliação laboratorial antes de uma cirurgia dentária ou de um traumatismo gengival significativo PT

PTT

Contagem de plaquetas, tempo de hemorragia

TRATAMENTO DENTÁRIO DO PACIENTE COM CIRROSE

> Evitar a utilização de todos os medicamentos antiplaquetários:

Compostos de aspirina

AINEs

> Minimizar a utilização de todos os sedativos e tranquilizantes (autorização médica obrigatória).

> Gerir os defeitos do mecanismo hemostático (consulta médica obrigatória).

> Se o TP do doente estiver elevado, mas inferior a 1 ^vezes o valor de controlo

Procedimentos não cirúrgicos e cirúrgicos simples (I-IV) - protocolo normal com atenção rigorosa à hemostase.

Cirurgia moderada e avançada (tipos V-VI) +/- hospitalização.

> Se o TP do doente for superior a 1 1/2 vezes o valor de controlo

Todas as cirurgias (tipos IV-VI) requerem plasma fresco congelado, correção do TP para menos de 1 1/2 vezes o valor de controlo, provável hospitalização.

> Se o doente tiver uma trombocitopenia ligeira (contagem de plaquetas de 50 000 a 100 000/mm3) Procedimentos cirúrgicos não selectivos (I-III), protocolo normal com atenção rigorosa à hemostase.

Procedimentos cirúrgicos (IV-VI), transfusão de plaquetas, necessidade de hospitalização provável.

> Se o doente tiver trombocitopenia grave (contagem de plaquetas <50 000/mm3)

Todos os bloqueios do nervo mandibular, profilaxia, raspagem sublingual, curetagem e quaisquer procedimentos operatórios que envolvam mesmo um pequeno traumatismo gengival (a maioria dos procedimentos de tipo II e III), e todas as cirurgias (tipos IV-VI), requerem transfusão de plaquetas e hospitalização.

As deficiências combinadas de PT e plaquetas requerem hospitalização e transfusão de plaquetas e plasma fresco congelado.

ESTEJA ALERTA PARA:

1. Sangramento fácil

2. Tonalidade amarela da pele, da mucosa oral e do branco do olho.

3. Cicatrização deficiente

4. Úlceras orais

REFERÊNCIAS:

1. Berg CL, Gollan JL: Cirrose biliar primária: Novas direcções terapêuticas. Scand J Gastroenterol 192(Suppl): 43-49, 1992.

2. Dudley FJ: Fisiopatologia da formação de ascite. Gastroenterol Clin North Am 21:215-235, 1992.

3. Friedman SL: Seminários em medicina do Hospital Beth Israel, Boston. A base celular da fibrose hepática. Mecanismos e estratégias de tratamento. N Engl J Med 328:1828-1835, 1993.

4. Gentilini P: Cirrose, função renal e AINEs. J Hepatol 19:200-203, 1993.

5. Glassman P, Wong C, Gish R: Uma revisão do transplante de fígado para o dentista e diretrizes para o tratamento dentário. Special Care Dentist, 13:74-80, 1993.

6. Peter L. Jacobsen: Protocolos para o tratamento dentário de pacientes clinicamente complexos. Última revisão efectuada em 20/08/2007

CAPÍTULO 7. DOENÇAS HEMATOLÓGICAS

ANEMIA

DEFINIÇÃO:

Diminuição do número de glóbulos vermelhos em circulação, diminuição da concentração de hemoglobina e/ou diminuição do nível de hematócrito.

INCIDÊNCIA:

17-18 casos/1000 habitantes/ano

CAUSA:

- Perda de sangue:
  - Menstruação
  - Úlcera péptica
  - Cancro gastrointestinal/pólipos do cólon
- Deficiência alimentar (ferro, folato ou vitamina B_{12})
- Reacções a medicamentos - quinidina, álcool, penicilina, compostos de sulfa
- Diminuição da produção de glóbulos vermelhos
- Redução da produção de eritropoietina
- Doenças renais / crónicas
- Defeitos na proliferação de células estaminais,
  - Síntese de hemoglobina
  - Síntese de ADN
- Aumento da destruição dos glóbulos vermelhos:
  - Talassemia
  - Anemia falciforme
  - Deficiência de G6PD
  - Esferocitose hereditária

- Hiperesplenismo
- Hemólise mediada por anticorpos

SINTOMAS:

> Normalmente assintomática até o hematócrito descer abaixo dos 30%.

> Hematócrito inferior a 30%, sintomas moderados - fraqueza, fatigabilidade, tonturas, dispneia aos esforços.

> Hematócrito inferior a 20%, sintomas graves - dispneia em repouso, hipotensão ortostática, taquicardia.

> Angina de peito e insuficiência cardíaca congestiva em doentes com compromisso cardíaco.

> Achados orais - glossite atrófica, queilite angular

DIAGNÓSTICO:

Morfologia dos glóbulos vermelhos observada no esfregaço periférico.

Índices MCHC e MCV

MCV-Microcítico baixo

Elevada MCHC-Macrocítica

MCHC baixo - hipocrómico

CATEGORIAS:

> Anemia não hemolítica

- Anemia hipocrómica microcítica
- Anemia macrocítica (megaloblástica)
- Anemia normocítica normocrómica

> Anemia hemolítica - pode apresentar índices variáveis de VCM e CHCM

GESTÃO MÉDICA:

> Reconhecimento da anemia

> Diagnóstico da causa subjacente - testes variáveis

> Tratamento da causa subjacente

> Terapia com eritropoietina, se necessário

> Transfusão, se necessário

AVALIAÇÃO DENTÁRIA DO DOENTE COM ANEMIA:

> Os doentes sem história de anemia, mas com sintomas, devem efetuar um hemograma e os índices MCV e MCHC.

> Os doentes com antecedentes de anemia e sem exame físico recente devem efetuar um hemograma e os índices MCV e MCHC.

DOENTES DE BAIXO RISCO:

> História pregressa de anemia, assintomática, anemia corrigida, hematócrito normal.

> Causa identificada de anemia ligeira, hematócrito superior a 30%, sem terapêutica.

> Causa identificada de anemia ligeira, hematócrito superior a 30%, terapêutica atual e assintomática.

> Anemia de doença crónica, hematócrito superior a 30% e estável, assintomática.

DOENTES DE ALTO RISCO:

> Doentes sem anemia previamente diagnosticada com hemograma e índices de VCM e CHCM anormais no rastreio.

> Todos os doentes com hematócrito inferior a 30% sem causa identificada.

> Doentes com evidência de hemorragia contínua.

> Doentes com coagulopatia e anemia.

> Doentes que necessitam de transfusões repetidas para prevenir sintomas de anemia.

TRATAMENTO DENTÁRIO DO DOENTE COM ANEMIA:

DOENTES DE BAIXO RISCO

Protocolo dentário normal

DOENTES DE ALTO RISCO

> Adiar os cuidados dentários electivos até à otimização do estado clínico

> Protocolo de redução do stress

Compromissos mais curtos

Considerar técnicas de sedação

> A sedação intravenosa em ambulatório e a anestesia geral são contra-indicadas.

> Hospitalização para intervenções cirúrgicas moderadas e avançadas.

REFERÊNCIAS:

1. Carr MM: Tratamento dentário de pacientes com anemia falciforme. J Can Dent Assoc 59:180-182, 185, 1993.

2. Drummond JF, White DK, Damm DD: Anemia megaloblástica com lesões orais: Uma consequência da cirurgia de bypass gástrico. Oral Surg Oral Med Oral Pathol 59:149153, 1985.

3. Engel JD, Ruskin JD, Tu HK: Gestão hematológica de um paciente com anemia de Fanconi submetido a cirurgia de enxerto ósseo e implante. J Oral Maxillofac Surg I. 50:288-292, 1992.

4. Imbery TA, Camm JH, Anderson LD: Tratamento dentário de um doente com anemia aplástica. Gen Dent 40:316-318, 1992.

5. Joriiis JE, Coates TD, Poland C: Tratamento dentário da anemia aplástica idiopática: Relato de um caso. Pediatr Dent 3:267-270, 1981.

6. May OA Jr: Tratamento dentário de pacientes com anemia falciforme. Gen Dent 39:182183, 1991.

7. McWhorter AG, Hill SD: Tratamento conservador de um doente com anemia aplástica sem utilização de produtos sanguíneos. Relato de caso. Pediatric Dent 13:224-226, 1991.

8. GU, Duperon DF: Controlo da hemorragia após extracções num paciente com anemia aplástica durante o transplante de medula óssea: Relato de um caso. ASDC J Dent Child 56:50-55, 1989.

9. Razmus TF, Fotos PG: Medicina oral em odontologia clínica: Distúrbios hematológicos. Compêndio 8:214, 216-218, 221-222, 1987.

10.Sams DR, Thornton JB, Amamoo A: Gerenciando o paciente odontológico com anemia falciforme: A review of the literature. Pediatr Dent 12:316-320, 1990.

11. Steelman R, Holmes D, Cranston R, Cupp D: Mielofibrose idiopática: Considerações sobre o tratamento dentário. Special Care Dent 11:68-70, 1991.

12. Theaker JM, Porter SR, Fleming KA: Displasia epitelial oral na deficiência de vitamina B'2. Oral Surg Oral Med Oral Pathol 67:81-83, 1989.

13. Zegarelli DJ: Boca ardente: Uma explicação alternativa para alguns pacientes com diabetes mellitus e anemia perniciosa. Ann Dent 46:23-24, 1987.

DISTÚRBIOS HEMORRÁGICOS

A hemostase é um processo complicado que envolve uma série de eventos fisiológicos. Quando um vaso sanguíneo é danificado, ocorre uma vasoconstrição acentuada. As plaquetas aderem à superfície danificada e agregam-se para formar um tampão hemostático temporário. Através de duas vias distintas, que envolvem uma cascata de 12 proteínas plasmáticas circulantes denominadas factores de coagulação, a conversão do fibrinogénio em fibrina é concluída. A fibrina liga firmemente as plaquetas agregadas para formar um coágulo definitivo. Por fim, são activados mecanismos anti-coagulação na via fibrinolítica para impedir a propagação do coágulo e permitir a sua dissolução e a reparação do vaso danificado. O sucesso da hemostase depende, portanto, da integridade da parede do vaso, de um número adequado de plaquetas, de plaquetas que funcionem corretamente, de níveis adequados de factores de coagulação e do funcionamento adequado da via fibrinolítica.

Os doentes com perturbações hemorrágicas podem ter um de vários defeitos. O tratamento varia consoante a causa. Por isso, é importante estar familiarizado com o mecanismo da hemostase, os testes de diagnóstico e o tratamento médico dos doentes com perturbações hemorrágicas.

DOENÇAS QUE PROVOCAM ANOMALIAS DA HEMOSTASE:

Quase todos os defeitos hemostáticos são causados por anomalias das plaquetas ou dos factores de coagulação. Em casos raros, as perturbações hemorrágicas podem resultar de fragilidade capilar.

DISTÚRBIOS PLAQUETÁRIOS:

TROMBOCITOPENIA (DEFICIÊNCIA QUALITATIVA DE PLAQUETAS)

*** INDUZIDA POR DROGAS:**

> Destruição central das plaquetas (toxicidade da medula óssea)

- Álcool
- Diuréticos de tiazida

> Destruição periférica de plaquetas (mediada pelo sistema imunitário)

- Quinidina
- Metil dopa (Aldomet)
- Outros (sais de ouro, sulfonamidas, D-penicilamina)

*** FALÊNCIA DA MEDULA ÓSSEA:**

> Induzido por drogas

> Deficiência de vitaminas

- Vitamina B12

■ Folato

> Infiltração da medula óssea

■ Leucemia

■ Cancro metastático

> Outros (anemia aplástica, mielofibrose)

* **HIPERESPLENISMO (SEQUESTRO DE PLAQUETAS)**

> Cirrose e hipertensão portal - mais comuns

> Outros (infeção crónica, doenças inflamatórias, neoplasias e doenças de armazenamento)

* **PÚRPURA TROMBOCITOPÉNICA IMUNE (PTI)**

* **PÚRPURA TROMBOCITOPÉNICA TROMBÓTICA (TTP)**

TROMBOCITOPATIA (DEFICIÊNCIA QUALITATIVA DE PLAQUETAS)

> **ADQUIRIDO: INDUZIDO POR DROGAS**

■ Ingestão de aspirina (7-10 dias de efeito irreversível com uma dose única, impacto menor comum, impacto maior raro)

■ Anti-inflamatórios não esteróides (de curta duração, impacto de dose única, 6 horas)

o Ibuprofeno (Motrin, Advil)

o Naproxeno (Naprosyn)

o Fenoprofeno (Halfon)

o Indometacina (lndocin)

o Tolmetina (Tolectina)

o Sulindac (Clinoril)

o Piroxicam (Feldene)

o Cetoprofeno (Orudis)

■ Outros (antidepressivos tricíclicos, fenotiazina, anti-histamínicos, carbenicilina, furadantina, dipiridamol, algumas cefalosporinas)

> **ADQUIRIDO: OUTROS**

■ Insuficiência renal (uremia) (BUN >50; creatinina >4)

■ Doenças mieloproliferativas (trombocitopenia essencial, policitemia vera, leucemia granulocítica crónica e metaplasia mieloide)

> **CONGENITAL**

■ Doença de Von Willebrand (síntese deficiente do fator plasmático necessário para a função plaquetária, bem como deficiência na produção do fator VIII)

- Outros (doenças dos reservatórios de armazenamento, síndrome de Bernard-Soulier)

DEFICIÊNCIAS DOS FACTORES DE COAGULAÇÃO

> **CONGENITAL**

- Hemofilia A (deficiência de Fator VIII)

Ligado ao sexo recessivo

- Hemofilia B (deficiência de Fator IX)

Ligado ao sexo recessivo

- Doença de Von Willebrand (deficiência do fator VIII com deficiência da função plaquetária)

Diversas variantes genéticas

- Deficiência de outros factores

> **ADQUIRIDO**

- Deficiência dependente de vitamina K (Factores II [protrombina], VII, IX, X)
  - Induzida por fármacos (por varfarina)
  - Perturbações de má absorção
  - Doença hepática (afecta também os factores I [fibrinogénio], V)
  - Antibioticoterapia crónica
- Terapia com heparina (acelera a inativação da trombina)

AVALIAÇÃO DENTÁRIA DO PACIENTE COM UMA DOENÇA HEMORRÁGICA

HISTÓRIA:

> História conhecida de distúrbios hemorrágicos

> Facilidade de contusão

> Hemorragias nasais frequentes

> Hemorragia menstrual intensa

> História anormal de hemorragia após traumatismo ou cirurgia (dentária e outras)

> História familiar de doenças hemorrágicas

ESTADO CLÍNICO:

> Medicamentos conhecidos por causar perturbações hemorrágicas

> Abuso de álcool

EXAME FÍSICO:

Com/sem possibilidade de petéquias e equimoses

ANÁLISES LABORATORIAIS:

> Tempo de protrombina (TP)

> Tempo de tromboplastina parcial (PTT)

> Tempo de hemorragia

> Contagem de plaquetas

CATEGORIAS DE RISCO PARA O DOENTE COM UMA DOENÇA HEMORRÁGICA

DOENTES DE BAIXO RISCO

> Doentes sem antecedentes de doenças hemorrágicas, com exames normais, sem medicamentos associados a doenças hemorrágicas e com/sem parâmetros hemorrágicos normais (devem ser efectuados testes se o doente estiver a tomar medicamentos associados a doenças hemorrágicas)

> Doentes com história inespecífica de hemorragia excessiva com parâmetros hemorrágicos normais (PT, PTT, contagem de plaquetas, limites normais do tempo de hemorragia)

DOENTES COM RISCO MODERADO

> Doentes em terapia anticoagulante oral crónica (Coumadin)

> Doentes em terapia crónica com aspirina

DOENTES DE ALTO RISCO

> Doentes com perturbações hemorrágicas conhecidas

- Trombocitopenia
- Trombocitopatia
- Defeitos dos factores de coagulação

> Doentes sem perturbações hemorrágicas conhecidas que apresentem contagem de plaquetas, tempo de hemorragia, TP ou PTT anormais

TRATAMENTO DENTÁRIO DO PACIENTE COM UMA DOENÇA HEMORRÁGICA

CATEGORIA DE RISCO	**PROCEDIMENTOES**	**PROTOCOLO**
Baixo risco	Todos os procedimentos	Protocolo normal
Risco moderado (terapêutica com Coumadin)	I-IV (V)	1. Contraindicação estrita de aspirina e AINEs 2. Medidas hemostáticas locais rigorosas 3. Consulta médica

	       (V) VI	4. Tratamento com Coumadin: descontinuar o medicamento 2 dias antes dos procedimentos; PT dia do procedimento; Se o TP for inferior a 1 1/2 vezes o controlo, concluir o procedimento; retomar Coumadin no dia do procedimento O mesmo que acima, exceto o currículo Coumadin no dia seguinte ao procedimento Considerar a hospitalização
Risco moderado (terapêutica com aspirina) se a BT estiver dentro dos limites normais (</=10 min) se BT, 10-12 min	I (exame) II-VI I-VI I-III IV-VI, ou qualquer procedimento que utilize anestesia de bloqueio ou em que o doente corra o risco de sofrer um traumatismo gengival significativo	Protocolo normal Tempo de sangramento (BT) antes de um tratamento dentário eletivo Protocolo normal Protocolo normal Gerir a ingestão de aspirina
BT >12 min	II-VI	Gerir a ingestão de aspirina 1. Suspender a aspirina durante 7-10 dias 2. Substituir um medicamento alternativo, se necessário, em consulta com o médico. 3. Repetir o tempo de hemorragia 4. Se o tempo de hemorragia for normal, continuar com o procedimento. 5. A persistência de um tempo de hemorragia anormal requer uma avaliação adicional - consultar

		um médico e/ou hematologista. 6. Aspirina e AINEs contra-indicados no pós-operatório. 7. Retomar a ingestão normal de aspirina 7-10 dias após a cirurgia ou mais cedo no caso de procedimentos não cirúrgicos
Risco elevado		1. A gestão varia consoante o defeito específico 2. Consulta médica obrigatória 3. Pode exigir hospitalização para utilização de agentes terapêuticos. 4. Cuidados dentários electivos complexos relativamente contra-indicados

(Consultar a página n.º 1 para os procedimentos dentários)

REFERÊNCIAS:

1. Carr MM, Mason RB: Gestão dentária de pacientes anticoagulados. J Can Dent Assoc 58:838-844, 1992.

2. Caughman WF, McCoy BP, Sisk AL, Lutcher CL: Quando um doente com um distúrbio hemorrágico necessita de tratamento dentário. Como pode trabalhar com o dentista para evitar uma crise. Postgrad Med 88: 175-182, 1990.

3. Engel JD, Ruskin JD, Tu HK: Gestão hematológica de um paciente com anemia de Fanconi submetido a cirurgia de enxerto ósseo e implante. J Oral Maxillofac Surg 50:288-292, 1992.

4. Gill FM: Doenças hemorrágicas congénitas: Hemofilia e doença de von Willebrand. Med Clin North Am 68:601615, 1984.

5. Humphries JE, Baker RC Jr: Hemofilia oculta: Hemorragia prolongada após extração. J Am Dent Assoc 123:69-70, 1992.

6. Johnson CD, Brown RS: Como o abuso de cocaína afecta a hemorragia pós-extração. J Am Dent Assoc 124:60-62, 1993.

7. Johnson WT, Leary JM: Gestão de pacientes dentários com distúrbios hemorrágicos: Revisão e atualização. Oral Surg Oral Med Oral Pathol 66:297-303, 1988.

8. Katz JO, Terezhalmy GT: Tratamento dentário do paciente com hemofilia. Oral Surg Oral Med Oral Pathol 66:139-144, 1988.

9. Keila S, Kaufman A, Itckowitch D: Hemorragia não controlada durante o tratamento endodôntico como os primeiros sintomas para o diagnóstico da doença de von Willebrand. Relato de um caso. Oral Surg Oral Med Oral Pathol 69:243-246, 1990.

1 0.Orlian AI, Karmel R: Hemorragia pós-operatória num doente com hemofilia A não diagnosticada: Relato de um caso. J Am Dent Assoc 118:583-584, 1989.

11. Rakocz M, Mazar A, Varon D, et al: Extracções dentárias em pacientes com distúrbios hemorrágicos. A utilização de cola de fibrina. Oral Surg Oral Med Oral Pathol 75:280-282, 1993.

12. Ramstrom G, Sindet-Pedersen S, Hall GL, et al: Prevenção de hemorragia pós-cirúrgica em cirurgia oral utilizando ácido tranexâmico sem modificação da dose de anticoagulantes orais. J Oral Maxillofac Surg 51:1211-1216, 1993.

13. Razmus TF, Fotos PG: Medicina oral em odontologia clínica: Distúrbios hematológicos. Compêndio 8:214, 216-218, 221-222, 1987.

14. Reiche O, Garg A: Problemas de hemorragia associados à doença de von Willebrand: Revisão e relato de caso. Gen Dent 39:277-279, 1991.

15.Shapiro N: Quando a hemorragia não pára: Um relato de caso de um paciente com hemofilia. J Am Dent Assoc 124:64-67, 1993.

16.Staffileno H, Jr, Ciancio S: Bleeding disorders in the dental patient: causative factors & management. Compêndio 8:501, 504-507, 1987.

DOENÇAS MALIGNAS HEMATOLÓGICAS

LEUKEMIA

DEFINIÇÃO:

Alterações neoplásicas dos elementos do corpo que formam o sangue.

Medula óssea repleta de células neoplásicas (blastos).

Dividida em formas linfoblásticas e não linfoblásticas com base em critérios histológicos.

FORMAS CLÍNICAS:

Aguda e crónica

Cada forma de leucemia é tratada como uma doença individual.

A forma mais comum de leucemia não linfoblástica - leucemia mielogénica - afecta a linha de células granulocíticas.

Leucemia linfoblástica aguda (LLA) - comum em crianças

Leucemia linfoblástica crónica (LLC) - raramente antes dos 20 anos

CAUSA:

> Modificação do material genético celular - Síndrome de Down

> Produtos químicos e medicamentos

> Benzeno

> Agente laranja, um desfolhante utilizado durante a guerra do Vietname

> Radiação ionizante

AVALIAÇÃO DENTÁRIA DO DOENTE COM LEUCEMIA

LEUCEMIA NÃO DIAGNOSTICADA:

1. As patologias orais são um sinal de apresentação frequente da doença, especialmente nas formas agudas.

a. Manifestações orais da leucemia aguda associadas à mielossupressão induzida pela leucemia

i. Neutropenia: infeção recorrente

ii. Trombocitopenia: hemorragia gengival, formação de hematoma

b. Pode haver exsudação gengival, petéquias, formação de hematoma ou equimose

em caso de depleção de plaquetas ou de infeção bacteriana recorrente ou persistente manifestada por linfadenopatia profunda, ulceração oral, faringite ou infeção gengival.

Os doentes com um elevado número de formas blásticas circulantes podem apresentar hiperplasia gengival resultante da infiltração.

2. A avaliação dentária deve incluir

a. História

b. Exame

c. Avaliação laboratorial, incluindo contagem de glóbulos brancos, contagem de plaquetas, hemoglobina e hematócrito.

d. Encaminhamento médico

LEUCEMIA DIAGNOSTICADA:

1. Consulta médica, estado hematológico.

2. Categorias de risco (infeção e hemorragia são as preocupações mais importantes)

a. **Alto risco**: doentes com leucemia ativa, doentes a fazer terapêutica anti-leucémica e mielossuprimidos em resultado do tratamento. Apresentar células leucémicas na medula óssea ou em células periféricas.

b. **Risco moderado**: os doentes concluíram a fase de indução da terapêutica e estão a receber tratamento de manutenção.

Mostrar mielossupressão.

c. **Baixo risco**: doentes que concluíram com êxito a terapêutica sem evidência de

malignidade ou mielossupressão. Não receber medicação.

TRATAMENTO DENTÁRIO DO DOENTE COM LEUCEMIA

PREVENÇÃO:

> Eliminar potenciais fontes de infeção ou irritação, tais como restaurações afiadas, dentes fracturados, próteses removíveis ou bandas ortodônticas.

> Eliminar os terceiros molares parcialmente erupcionados

> Eliminar a doença pulpar

> Destartarização, planeamento radicular, instruções de higiene oral, utilização de fluoretos

DIRECTRIZES DE TRATAMENTO POR CATEGORIA DE RISCO:

DOENTES DE ALTO RISCO:

> Controlo da infeção - requer hospitalização e utilização de antibióticos intravenosos de largo espetro.

> Controlo da hemorragia - agentes tópicos, plaquetas

> A medula óssea e o sangue periférico do doente são sobrecarregados com células leucémicas, produzindo uma situação denominada "crise de explosão", que é uma emergência médica que exige cuidados médicos imediatos e agressivos.

DOENTES COM RISCO MODERADO:

> Mielossupressão evidente após 14 dias após a administração do medicamento. Evitar tratamentos dentários nesta altura.

> Tratamento dentário efectuado durante os períodos anteriores ou 21 dias após os cursos de quimioterapia.

> Planear o tratamento dentário em simultâneo com a quimioterapia ou quando a contagem de glóbulos brancos > 3.500 células/mm3 e as plaquetas > 100.000 células/mm3.

> Profilaxia antibiótica - Procedimentos de tipo II, III e IV.

> Procedimentos de tipo I no âmbito do protocolo normal.

> Hospitalização para procedimentos de tipo V e VI

> Consulta médica; plano de tratamento dentário tendo em conta o prognóstico global do doente

DOENTES DE BAIXO RISCO:

Utilizar o protocolo normal

DOENÇA DE HODGKIN

CARACTERÍSTICAS:

Relativamente comum

Causa - desconhecida

Dois picos de idade

Entre os 15 e os 34 anos de idade

Mais de 50 anos

APRESENTAÇÃO CLÍNICA:

> Grupo etário jovem: tumefação unilateral e indolor do pescoço

> Ao exame: nota-se uma massa borrachosa bem definida, frequentemente associada a linfadenopatia localizada.

> Doença amplamente disseminada: possíveis sintomas respiratórios e comichão

> Grupos etários mais velhos: tende a desenvolver sinais sistémicos da doença, incluindo febre, suores noturnos e perda de peso.

> Os homens são mais frequentes do que as mulheres.

> Os doentes com doença progressiva estão imunodeprimidos, com aumento da frequência de infeção.

AVALIAÇÃO E TRATAMENTO DENTÁRIO DO PACIENTE COM DOENÇA DE HODGKIN

CONSIDERAÇÕES DE GESTÃO:

> Imunossupressão: aumento do risco de infeção.

> Radioterapia: pode provocar xerostomia e cáries.

> Quimioterapia: as complicações incluem estomatite e aumento do risco de infeção oral e hemorragia.

GESTÃO DO RISCO DE INFECÇÃO:

> Consulta médica

> Avaliação oral cuidadosa e completa.

> Eliminação de potenciais fontes de infeção com cobertura antibiótica. Evitar tratamentos complicados e não urgentes.

> Recordação frequente.

COMPLICAÇÕES DA RADIOTERAPIA

> Protocolo de prevenção de cáries por radiação

> Baixo risco de osteoradionecrose

COMPLICAÇÕES ORAIS DA QUIMIOTERAPIA CONTRA O CANCRO

> Xerostomia

> Queilite angular

> Mucosite e ulceração

> Hemorragia gengival

> Hemorragia das mucosas

> Infeção odontogénica no hospedeiro mielossuprimido

> Dor odontogénica de origem neurotóxica

> Infeção das glândulas salivares

> Monilíase

> Herpes labial

REFERÊNCIAS:

1. Armitage JO: Bone marrow transplantation in the treatment of patients with lymphoma (Transplante de medula óssea no tratamento de pacientes com linfoma). Sangue 73: 1749-1758, 1989.

2. Armitage JO: Treatment of non-Hodgkin's lymphoma (Tratamento do linfoma não-

Hodgkin). N Engl J Med 328: 10231030, 1993.

3. Bergmann OJ: Oral infections and septicemia in immunocompromised patients with hematologic malignancies. J Clin Microbiol 26:2105-2109, 1988.

4. Chessells JM: Bone marrow transplantation for leukaemia (Transplante de medula óssea para leucemia). Arch Dis Child 63:879-882, 1988.

5. Cossman J, Uppenkamp M, Sundeen J, et al: Molecular genetics and the diagnosis of lymphoma. Arch Pathol Lab Med 112:117-127, 1988.

6. Dreizen S, Menkin DJ, Keating MJ, et al: Effect of antileukemia chemotherapy on marrow, blood, and oral granulocyte counts. Oral Surg Oral Med Oral Pathol 71:45-49, 1991.

7. Galili D, Donitza A, Garfunkel A, Sela MN: Gram-negative enteric bacteria in the oral cavity of leukemia patients. Oral Surg Oral Med Oral Pathol 74:459-462, 1992.

8. Hjelle B: Vírus da leucemia/linfoma de células T humanas. Ciclo de vida, patogenicidade, epidemiologia e diagnóstico. Arch Pathol Lab Med 115:440-450, 1991.

9. Johnson LE: Chronic lymphocytic leukemia. Am Fam Physician 38:167-176, 1988.

10. LoBuglio AF, Saleh MN: Avanços na terapia monoclonal anti-corpo do cancro. Am J Med

Sci 304:214-224, 1992.

11. Mastrianni DM, Tung NM, Tenen DG: Leucemia mielogénica aguda: Current treatment and future diretions. Am J Med 92:286-295, 1992.

12.O'Reilly SE, Connors JM: Linfoma não-Hodgkin. I. Characterization and treatment. Br Med J 304:1682-1686, 1992.

13.O'Sullivan EA, Duggal MS, Bailey CC, et al: Alterações na microflora oral durante a quimioterapia citotóxica em crianças tratadas para leucemia aguda. Oral Surg Oral Med Oral Pathol 76:161-168, 1993.

14. Stein RS: Advances in the therapy of acute nonlymphocytic leukemia. Am J Med Sci 297:26-34, 1989.

15. Weckx LL, Hidal LB, Marcucci G: Manifestações orais da leucemia. Ear Nose Throat J 69:341-342, 345-346, 1990.

CAPÍTULO 8.

PERTURBAÇÕES DAS ARTICULAÇÕES

ARTRITE

DEFINIÇÃO:

A artrite é um processo inflamatório ou degenerativo que afecta as articulações.

A artrite reumatoide, a osteoartrite e a gota são responsáveis por 90% dos casos.

ARTRITE INFLAMATÓRIA:

> Infeção (artrite séptica, artrite gonocócica, artrite da hepatite B)

> Pseudogota

> Doenças imunologicamente mediadas (artrite reumatoide, lúpus eritematoso sistémico, esclerodermia, espondiloartropatias)

ARTRITE NÃO-INFLAMATÓRIA:

> Resultado de alterações degenerativas das articulações.

> Osteoartrite

> Hemartrose

> Infarto articular

INCIDÊNCIA:

A artrite reumatoide afecta cerca de 1% da população.

A osteoartrite é pelo menos duas vezes mais frequente. A gota é significativamente menos comum

ARTRITE: APRESENTAÇÕES CLÍNICAS COMUNS

ARTRITE REUMATÓIDE:

> Causa desconhecida

> As mulheres predominam.

> Terceira e quarta décadas de vida.

> Apresentação subaguda com envolvimento simétrico de múltiplas articulações (artrite poliarticular).

> As mãos e os pulsos são os mais frequentemente afectados.

> Rigidez matinal caraterística.

RESULTADOS LABORATORIAIS:

75% têm fator reumatoide positivo.

VHS frequentemente elevada.

Alterações radiológicas caraterísticas.

OSTEOARTRITE (DOENÇA DEGENERATIVA DAS ARTICULAÇÕES):

> A forma mais comum de artrite.

> Quebra da cartilagem articular com rutura mecânica secundária.

> As articulações que suportam o peso (ancas, joelhos, coluna vertebral) são as mais frequentemente afectadas, as mãos são frequentemente afectadas - nódulos de Heberden.

> Os nós de Bouchard

> Início insidioso

RESULTADOS LABORATORIAIS:

> Fator reumatoide negativo

> Anticorpo antinuclear (ANA) negativo

> Velocidade de sedimentação de eritrócitos normal

> Achados radiológicos caraterísticos

GOUT:

> Precipitada pela deposição de cristais de ácido úrico nas articulações.

> Início agudo - uma resposta inflamatória rápida nas 24 horas seguintes.

> Geralmente numa única articulação (artrite monoarticular)

> O local mais comum é o dedo grande do pé.

> Outros locais incluem tornozelos, pulsos e joelhos.

RESULTADOS LABORATORIAIS:

O nível de ácido úrico no soro pode estar elevado.

Diagnóstico por aspiração de cristais de ácido úrico na articulação.

AVALIAÇÃO DENTÁRIA DO DOENTE COM ARTRITE:

> Determinar o diagnóstico específico

> Determinar os medicamentos actuais

> Pedido de informação específico sobre corticosteróides

o Metotrexato

o Sais de ouro

o D-Penicilamina

> Antecedentes de cuidados cirúrgicos, nomeadamente substituição de próteses articulares.

> Próteses com suspeita de risco aumentado de infeção induzida por bacteremia, frequentemente Staphylococcus aureus.

TRATAMENTO DENTÁRIO DO DOENTE COM ARTRITE:

1. Se estiver planeada uma cirurgia, teste de tempo de hemorragia para avaliar a função plaquetária qualitativa, obrigatório para todos os doentes a tomar AAS ou AINE.

Se o tempo de hemorragia for elevado e a cirurgia estiver planeada, os medicamentos são interrompidos em consulta com o médico. 7 a 10 dias depois, repetir o teste do tempo de hemorragia para confirmar o valor normal e a cirurgia pode prosseguir.

2. Penicilamina e sais de ouro.

3. Testes de função hepática para doentes a tomar metotrexato.

4. Doentes com antecedentes de utilização de corticosteróides, avaliados quanto à supressão adrenal e à necessidade de suplementação com esteróides.

5. Os compostos de AAS são contra-indicados em doentes com gota.

6. Os doentes com substituição da articulação protésica podem necessitar de profilaxia antibiótica antes de qualquer tratamento dentário.

A consulta com o cirurgião ortopédico permite frequentemente sugerir 2 a 3 dias de dicloxacilina, eritromicina, clindamicina ou cefalexina.

REFERÊNCIAS:

1. Arneberg P, Bjertness E, Storhaug K, et al: Restantes dentes, secura oral e hábitos de saúde dentária em doentes noruegueses de meia-idade com artrite reumatoide. Community Dent Oral Epidemiol 20:292-296, 1992.

2. Cioffi GA, Terezhalmy GT, Taybos GM: Substituição total da articulação: Uma consideração para a profilaxia antimicrobiana. Oral Surg Oral Med Oral Pathol 66:124-129, 1988.

3. Friedlander AH, Runyon C: Polimialgia reumática e arterite temporal. Oral Surg Oral Med Oral Pathol 69:317-322, 1990.

4. Hildebrand J, Plezia RA, Rao SB: Sarcoidose. Relato de dois casos com envolvimento oral. Oral Surg Oral Med Oral Pathol 69:217-222, 1990.

5. Larheim TA: Comparação entre três técnicas radiográficas para o exame das articulações temporomandibulares na artrite reumatoide juvenil. Ata Radiol (Diagn) (Stockh) 22:195-201, 1981.

6. Lawson JP, Rahn DW: Doença de Lyme e achados radiológicos na artrite de Lyme. Am J Roentgenol 158:10651069, 1992.

7. Little JW: Antibiotic prophylaxis for prevention of bacterial endocarditis and infections of major prostheses. Curr Opin Dent 2:71, 1992.

8. Manne SL, Zautra AJ: Lidar com a artrite. Situação atual e crítica. Arthritis Rheum 35:1273-1280, 1992.

9. Moreland LW, Heck LW, Jr, Sullivan W, et al: New approaches to the therapy of autoimmune diseases: rheumatoid arthritis as a paradigm. Am J Med Sci 305:40-51, 1993.

10. Panayi GS: A patogénese da artrite reumatoide: Das moléculas ao doente completo. Br J Rheumatol 32:533-536, 1993.

11. Pincus T, Callahan LF: Os "efeitos secundários" da artrite reumatoide: Destruição das articulações, incapacidade e mortalidade precoce. Br J Rheumatol 32(Suppl 1):28-37, 1993.

12. Risheim H, Kjaerheim V, Arneberg P: Melhoria da higiene oral em doentes com artrite reumatoide. Scand J Dent Res 100:172-175, 1992.

13. Schenkier S, Golbus J: Treatment of rheumatoid arthritis. New thoughts on the classic pyramid approach. Postgrad Med 91:285-286, 289-292, 1992.

CAPÍTULO 9. DOENÇAS DO APARELHO GENITURINÁRIO

INSUFICIÊNCIA RENAL CRÓNICA, DIÁLISE E TRANSPLANTE

Os doentes com insuficiência renal crónica, os doentes em diálise e os doentes que foram submetidos a transplantes renais bem sucedidos requerem estratégias especiais de gestão dentária devido ao seu estado clínico complicado.

CAUSAS COMUNS:

> Nefroesclerose secundária a hipertensão de longa data

> Nefropatia diabética

> Pielonefrite

> Nefrotoxicidade por abuso de analgésicos

MEDIÇÕES LABORATORIAIS DA FUNÇÃO NORMAL:

Nível de bun, 10-20 mg/dl

Nível de creatinina inferior a 1,5 mg/dl

SINTOMAS E SINAIS DE INSUFICIÊNCIA RENAL:

Anorexia, fadiga fácil, lassidão e fraqueza, prurido, náuseas, vómitos e letargia.

Dispneia, hipertensão, edema periférico.

Os sintomas ocorrem frequentemente quando o nível de BUN é superior a 50 mg/dl e o nível de creatinina é superior a 4 mg/dl.

Outras anomalias laboratoriais:

Hipercalemia, acidose

Hipocalcemia, hipofosfatemia

Tempo de hemorragia prolongado

AVALIAÇÃO DENTÁRIA DO DOENTE COM INSUFICIÊNCIA RENAL PARA DOENTES COM INSUFICIÊNCIA RENAL CRÓNICA

> Consulta médica para verificar a estabilidade

> Exame físico recente (3 meses)

> Determinar a causa da insuficiência renal

> Determinar a presença de sintomas - fadiga fácil, letargia, prurido, náuseas, vómitos

> Excluir a hipertensão

> Obter valores de BUN, creatinina e electrólitos séricos

> Hemograma completo para excluir anemia

> Tempo de hemorragia

PARA DOENTES EM HEMODIÁLISE

> Determinar o tipo de acesso vascular (cateter de demora, fístula ou enxerto)

> Determinar o tempo de diálise

> Profilaxia antibiótica

PARA DOENTES EM DIÁLISE PERITONEAL

Determinar o tipo de diálise peritoneal (crónica de ciclo ou crónica ambulatória)

PARA DOENTES APÓS TRANSPLANTE RENAL

Determinar os medicamentos

Consulta médica sobre

Supressão adrenal

Necessidade de profilaxia antibiótica

TRATAMENTO DENTÁRIO DO PACIENTE COM INSUFICIÊNCIA RENAL

> Aspirina, AINEs (por exemplo, ibuprofeno, indometacina) e tetraciclinas são contra-indicados

> Determinação do tempo de hemorragia antes de uma cirurgia electiva

> Consulta médica em doentes com tempo de hemorragia anormal para terapia com crioprecipitado.

> Controlo da hipertensão, se presente.

> Tratamento da anemia, se presente.

> Profilaxia antibiótica para os doentes submetidos a hemodiálise, especialmente os que têm cateteres e enxertos de demora (vancomicina 1 g em 1/2 hora administrada durante a diálise)

> Evitar procedimentos em dias de hemodiálise (os doentes podem ter efeitos residuais da heparina)

> Os doentes com transplante renal podem necessitar de esteróides suplementares

> Antibióticos profilácticos

ESTEJA ALERTA PARA:

1. Toxicidade do medicamento devido à acumulação.
2. Cicatrização deficiente e ulcerações orais.

REFERÊNCIAS:

1. Cook HE, Yamada RK: Insuficiência renal aguda no paciente cirúrgico: Diagnóstico inicial e tratamento. J Oral Maxillofac Surg 44:719-723, 1986.

2. Eigner TL, Jastak T, Bennett WM: Alcançar a saúde oral em pacientes com insuficiência renal e transplantes renais. J Am Dent Assoc 113:612-616, 1986.

3. First MR: Complicações a longo prazo após o transplante. Am J Kidney Dis 22:477-486, 1993.

4. Galili D, Kaufman E, Leviner E, Lowental U: The attitude of chronic hemodialysis patients towards dental treatment. Oral Surg Oral Med Oral Pathol 56:602604, 1983.

5. Hayes JM: The immunobiology and clinical use of current immunosuppressive therapy for renal transplantation. J Urol 149:437-448, 1993.

6. Ismail N, Hakim RM, Helderman JH: Terapias de substituição renal no idoso: Parte 11. Transplante renal. Am J Kidney Dis 23:1-15, 1994.

7. Ismail N, Hakim RM, Oreopoulos DG, Patrikarea A: Renal replacement therapies in the elderly: Parte I. Hemodiálise e diálise peritoneal crónica. Am J Kidney Dis 22:759-782, 1993.

8. Kiddy K, Brown PP, Michael J, Adu D: Peritonitis due to Streptococcus viridans in patients receiving continuous ambulatory peritoneal dialysis. Br Med J (Clin Res Ed) 290:969-970, 1985.

9. Pernu HE, Pernu LM, Huttunen KR, et al: Crescimento gengival excessivo em receptores de transplante renal relacionado com medicação imunossupressora e possíveis factores locais. J Periodontol 63:548-553, 1992.

10. Pernu HE, Pernu LM, Knuuttila ML: Efeito do tratamento periodontal no crescimento gengival excessivo em receptores de transplante renal tratados com ciclosporina A. J Periodontol 64:1098-1100, 1993.

11. Porto FK: O programa de doença renal terminal: Tendências nos últimos 18 anos. Am J Kidney Dis 20(Suppl I): 3-7, 1992.

12. Rhodus NL, Little JW: Tratamento dentário do doente transplantado renal. Compêndio 14:518-524, 526, 528, 1993.

1 3.Saxena R, Johansson C, Bygren P, Wieslander J: Autoimunidade e glomerulonefrite. Postgrad Med J 68:242-250, 1992.

14. Tejani A, Fine RN: Cadaver renal transplantation in children. Incidência, imunossupressão, resultados e factores de risco. Clin Pediatr (Phila) 32: 194202, 1993.

15. Thomason JM, Seymour RA, Rice N: A prevalência e a gravidade do crescimento gengival induzido pela ciclosporina e pela nifedipina. J Clin Periodontol 20:37-40, 1993.

16. Wilson RL, Martinez-Tirado J, Whelchel J, Lordon RE: Infeção dentária oculta causando febre em pacientes de transplante renal. Am J Kidney Dis 2:354-356, 1982.

17. Wondimu B, Dahllof G, Berg U, Modeer T: Cyclosporine A-induced gingival overgrowth in renal transplant children. Scand J Dental Res 101:282-286, 1993.

18. Ziccardi VB, Saini J, Demas PN, Braun TW: Gestão do paciente de cirurgia oral e maxilofacial com doença renal em fase terminal. J Oral Maxillofac Surg 50:1207-1212, 1992.

19. Peter L. Jacobsen: Protocolos para o tratamento dentário de pacientes clinicamente complexos. Última revisão efectuada em 20/08/2007

DOENÇAS SEXUALMENTE TRANSMISSÍVEIS

As manifestações orais destas infecções são geralmente o resultado de contacto orogenital ou oroanal. Como estas doenças tendem a ser altamente transmissíveis, o seu reconhecimento é importante para evitar a propagação da infeção ao dentista ou a outros doentes. A identificação e o tratamento das manifestações orais das DST estão a tornar-se cada vez mais comuns.

GONORRHEA:

> Afecta mais frequentemente as pessoas com idades compreendidas entre os 15 e os 24 anos

> Causada por Neisseria gonorrhea

> Local mais comum: uretra

> Diagnóstico: cultura em meio Thayer-Martin

> Tratamento: penicilina, ampicilina ou tetraciclina

SYPHILIS:

> Causada pela espiroqueta Treponema pallidum

Três fases:

> **Cancro**: 3 semanas após o contacto; úlcera endurecida; cicatriza espontaneamente após 1 mês; Infecioso

> **Fase da mancha mucosa**: 6-8 semanas após o contacto; infecciosa; resolve-se espontaneamente em semanas ou meses.

> **Sífilis terciária**: 10-14 anos após o contacto inicial; envolvimento cardiovascular e neurológico; os gomas podem envolver a pele, a mucosa oral, os ossos e outros órgãos.

Diagnóstico: exame de campo escuro de esfregaços; testes serológicos

Tratamento: penicilina

HERPES GENITAL:

> Causada pelo vírus do herpes simplex tipo 2

> Incubação, 2-10 dias

> Lesões vesiculares

> Pode estar a ter uma recaída

> Tratamento: aciclovir tópico

MANIFESTAÇÕES ORAIS DAS DSTS

GONORRHEA:

O envolvimento oral é comum

Lesões orais assintomáticas

Lesões semelhantes às da gengivite ulcerativa necrosante aguda (NUG) - necrose superficial com ulceração hemorrágica subjacente; ao contrário da NUG, podem envolver superfícies mucosas.

<u>SYPHILIS</u>:

> **Sífilis primária - cancro**

Os locais intra-orais mais comuns são o lábio e a língua.

A úlcera endurecida ocorre cerca de 3 semanas após o contacto e dura cerca de 4 semanas.

Pode apresentar linfadenopatia. Cura espontânea Infecciosa

> **Sífilis secundária - mancha mucosa**

Os locais mais comuns são a língua, a mucosa bucal, a amígdala, a faringe e os lábios.

Membranas brancas acinzentadas, elevadas e indolores; podem causar queilite

Cura em poucas semanas a um ano. Infecciosa

> **Sífilis terciária - Goma e glossite luética**

Goma: ulceração indolor, normalmente do palato, com envolvimento do osso subjacente. Ocorre anos após o contacto

Glossite atrófica causada por vasculite; predispõe ao carcinoma

Sífilis congénita

> Anomalias dentárias - incisivos e primeiros molares

> Glossite atrófica

> Arco palatino alto

<u>AVALIAÇÃO E TRATAMENTO DENTÁRIO DO PACIENTE COM UMA DST</u>

HISTÓRIA:

Determinar os antecedentes da doença e do tratamento e verificar a cura.

GESTÃO CLÍNICA:

> Ter cuidado ao aproximar-se de lesões potencialmente infecciosas.

> Adiar os cuidados dentários de rotina em doentes com suspeita de doença ativa.

> Efetuar uma biopsia das ulcerações que não cicatrizam.

> Efetuar exames microbiológicos e serológicos adequados, quando indicado.

> Adiar os cuidados dentários de rotina até o paciente receber o tratamento definitivo.

REFERÊNCIAS:

1. Billstein SA, Mattaliano VJ Jr: As doenças sexualmente transmissíveis "incómodas": Molluscum contagiosum, scabies, and crab lice. Med Clin North Am 74:14871505, 1990.

2. Brandt AM: Doenças sexualmente transmissíveis: Shadow on the land, revisited (comentário). Ann Intern Med 112:481483, 1990.

3. Handsfield HH: Recent developments in STDs: I. Bacterial diseases. Hosp Pract [Off] 26:47-56, 1991.

4. Handsfield HH: Desenvolvimentos recentes em DSTs: II. Síndromes virais e outras síndromes. Hosp Pract [Off] 27:175-182,187, 191, 1992.

5. Meyer I, Shklar G: As manifestações orais da sífilis adquirida. Um estudo de oitenta e um casos. Oral Surg 23:45-57, 1967.

6. Mogabgab WJ: Recent developments in the treatment of sexually transmitted diseases (Desenvolvimentos recentes no tratamento de doenças sexualmente transmissíveis). Am J Med 91:140S 144S, 1991.

7. Peace man AM, Gonik B: Doenças virais sexualmente transmissíveis nas mulheres. Postgrad Med 89:133-140, 1991.

8. Staretz LR, Correll RW, Schott TR: Um nódulo solitário semelhante a uma couve-flor na superfície da mucosa do lábio inferior. J Am Dent Assoc 117; 185-186, 1988.

Capítulo 10. Perturbações Neurológicas

PERTURBAÇÕES CONVULSIVAS

CONVULSÕES DE GRANDE MAL (TÓNICO-CLÓNICAS):

> Ocorre em 90% dos doentes com perturbações convulsivas;

60% têm exclusivamente esta forma de convulsão.

> Perturbação convulsiva generalizada, com perda de consciência e actividades motoras anormais.

> A convulsão dura normalmente 2 a 5 minutos.

> A incontinência urinária e fecal pode fazer parte do complexo de sintomas.

> Pode seguir-se uma fase "pós-ictal" com confusão e sonolência.

CRISES DE PEQUENO MAL (AUSÊNCIA):

> Segunda doença convulsiva mais comum.

> 25% dos doentes com convulsões têm esta forma de convulsão.

> 4% dos doentes sofrem exclusivamente de crises de pequeno mal.

> A convulsão dura frequentemente 10 a 30 segundos.

> Convulsão generalizada caracterizada por perda de consciência sem perda do tónus motor e com pouca ou nenhuma atividade motora anormal.

> Fase "pós-ictal" geralmente ausente.

CONVULSÕES PSICOMOTORAS:

> Terceira forma mais comum de perturbação convulsiva.

> 6% dos doentes apresentam exclusivamente esta forma.

> Convulsão parcial caracterizada pela ausência de perda de consciência; os doentes apresentam frequentemente um comportamento bizarro, emitindo sons ininteligíveis e não conseguindo comunicar.

> A duração é de vários minutos.

CONVULSÕES MENOS COMUNS:

> **Convulsões acinéticas** (ataques de queda), frequentemente em crianças.

> **Crises jacksonianas**: perturbações motoras e sensoriais focais

> **Crises mioclónicas**: frequentemente em doentes com distúrbios metabólicos ou doenças cerebrais degenerativas

AVALIAÇÃO DENTÁRIA DO PACIENTE COM UMA PERTURBAÇÃO CONVULSIVA

> Tipo de convulsão.

> Medicamentos, incluindo alterações recentes do regime.

> Frequência das crises - "mau controlo": crises mais frequentes do que uma vez por mês.

> Especificidades do exame oral de doentes sob terapêutica com fenitoína

▪ Determinar a extensão da hiperplasia (grau e distribuição).

▪ Determinar a extensão da doença inflamatória coincidente.

▪ Avaliar a hiperplasia como fator contributivo para a periodontite.

▪ Avaliar a hiperplasia no que respeita ao comprometimento da estética e da função mastigatória.

▪ Determinar o nível de higiene oral.

▪ Excluir a presença de restaurações defeituosas e cáries.

GESTÃO DENTÁRIA DO PACIENTE COM UMA PERTURBAÇÃO CONVULSIVA

> Terapia dentária contra-indicada para doentes com mau controlo (ou seja, mais de uma crise por mês)

> Analgésicos não narcóticos (ou seja, AINEs) preferidos para doentes que estejam a receber os fármacos depressores do SNC Fenobarbital e Primidona.

> Se forem necessários analgésicos narcóticos, reduzir a dose nos doentes que estejam a receber simultaneamente medicamentos depressores do SNC.

> As tetraciclinas são relativamente contra-indicadas para doentes a tomar fenitoína, fenobarbital ou primidona; a degradação do antibiótico é acelerada.

> Tratamento da hiperplasia gengival:

▪ Controlar a higiene oral.

▪ Eliminar completamente os factores locais e controlar as alterações gengivais inflamatórias sobrepostas.

▪ Profilaxia de recolha frequente e calendário de revisão da higiene oral.

▪ Considerar a terapia cirúrgica se houver

o Compromisso estético grave.

o Comprometimento importante da função mastigatória.

o Destruição óssea alveolar simultânea (ou seja, periodontite).

o Incapacidade de controlar as alterações dos tecidos inflamatórios de forma conservadora devido à predisposição anatómica para a retenção de placas.

> Considerar consulta médica para uma terapia anticonvulsiva alternativa (ou seja, substituto da fenitoína) se

▪ A terapia conservadora adequada e a cirurgia falharam (hiperplasia recorrente)

▪ A terapia conservadora, especialmente a higiene oral adequada e o acompanhamento dentário rigoroso, não são realistas (por exemplo, paciente institucionalizado ou retardado, paciente ou tutor que não coopera)

> Minimizar o risco de aspiração (convulsão aguda durante a consulta dentária)

▪ O dique de borracha e o grampo com fio dental ligado são preferíveis a vários rolos de algodão intra-orais.

▪ As restaurações fixas são preferíveis às próteses amovíveis.

▪ As próteses parciais unilaterais do tipo "Nesbit" são estritamente contra-indicadas.

▪ As coroas e pontes provisórias processadas em laboratório e reforçadas com metal são preferíveis às próteses provisórias totalmente acrílicas curadas no consultório.

▪ Conectores principais de metal ou placas de metal para todas as próteses removíveis obrigatórias.

GESTÃO DAS CONVULSÕES:

Objetivo principal: evitar lesões auto-infligidas

1. Colocar o doente em posição supina.
2. Segurar o doente com cuidado, mas não à força.
3. Se possível, colocar uma parte de uma toalha ou um abaixador de língua almofadado entre os dentes (para evitar morder os lábios e a língua).
4. Assegurar a permeabilidade das vias respiratórias, estendendo a cabeça do doente.
5. Monitorizar os sinais vitais.
6. A maioria das crises dura 2 a 5 minutos, seguidas de uma fase pós-ictal.
7. Durante a fase pós-ictal, o doente pode estar confuso e recupera ao longo de um período de tempo.
8. Dar alta ao paciente do consultório dentário à guarda de uma pessoa responsável.
9. Com convulsões recorrentes ou atividade convulsiva persistente (mais de 5 min)

Obter assistência médica.

Pedir transporte imediato para um serviço de urgência.

Administrar 5-10 mg IV de diazepam (1 a 2 ml de solução de 5 mg/ml) lentamente durante 1 a 2 min.

ESTEJA ALERTA PARA:

Convulsões:

1. Estar atento a danos dentários/orais secundários a convulsões.

2. Atenção a uma possível hiperplasia gengival secundária ao Dilantin.

REFERÊNCIAS:

1. Biller J, Love BB: Controvérsias na gestão da doença cerebrovascular em doentes idosos. Geriatrics 47:47-51, 1992.

2. Eaker ED, Chesebro JH, Sacks FM, et al: Cardiovascular disease in women. Circulation 88(Pt 1):1999-2009, 1993.

3. Hallenbeck JM, Frerichs KU: Terapia do AVC. Talvez seja altura para uma abordagem integrada. Arch Neurol 50:768-770, 1993.

4. Hirsh J, Dalen JE, Fuster V, et al: Aspirina e outros fármacos activos sobre as plaquetas. The relationship between dose, effectiveness, and side effects. Chest 102 (Suppl): 327S-336S, 1992.

5. Lakier JB: Tabagismo e doenças cardiovasculares. Am J Med 93:8S-12S, 1992.

6. Lowe GD: Medicamentos na doença arterial cerebral e periférica. Br Med J 300:524528, 1990.

7. Mowery AJ Jr: Comunicar com o doente dentário afásico. Dentista de Cuidados Especiais 13:143-145, 1993.

8. Neville RF, Calcagno D: Doença sintomática da artéria carótida: Recomendações actuais de gestão. Am Fam Physician 48:1059-1066, 1993.

9. Roth EJ: Doença cardíaca em doentes com AVC: Incidência, impacto e implicações para a reabilitação. Parte I: Classificação e prevalência. Arch Phys Med Rehabil 74:752-760, 1993.

10. Roth EJ: Doença cardíaca em doentes com AVC. Parte II: Impacto e implicações para a reabilitação. Arch Phys Med Rehabil 75:94-101, 1994.

1 1.Selley WG, Howitt JM: Gestão protésica da disfagia após um AVC - uma combinação invulgar de problemas: Um relatório clínico. J Prosthet Dent 67:741742, 1992.

12. Thomas DJ, Wolfe JH: ABC das doenças vasculares. Carotid endarterectomy. Br Med J 303:985-987, 1991.

13. Unwin DH, Greenlee RG Jr: Terapêutica medicamentosa profiláctica na doença cerebrovascular. Am Fam Physician 48:85-90, 1993.

14. Peter L. Jacobsen: Protocolos para o tratamento dentário de pacientes clinicamente complexos. Última revisão efectuada em 20/08/2007

DOENÇA CEREBROVASCULAR

As doenças cerebrovasculares são a principal causa de morte, logo a seguir às doenças cardíacas e ao cancro.

As entidades clínicas de maior importância para o dentista incluem os ataques isquémicos transitórios e os acidentes cerebrovasculares ou AVC.

ENTIDADES CLÍNICAS:

Ataque isquémico transitório (AIT): Incapacidade neurológica reversível durante alguns minutos a 24 horas.

Acidente vascular cerebral (AVC): lesão neurológica irreversível.

CAUSA:

Isquemia ou enfarte secundário à oclusão tromboembólica de um vaso, mais frequentemente no local de placas ateroscleróticas ulceradas.

FACTORES DE RISCO:

> Aterosclerose

> Hipertensão não tratada

> Diabetes mellitus

> Fumar

> Hiperlipidemia (hipercolesterolemia)

> Idade

> Contraceptivos orais

> Doença cardíaca

IMPORTÂNCIA CLÍNICA:

Doença cerebrovascular - terceira principal causa de morte nos Estados Unidos

Um terço de todos os doentes com AIT não tratados sofrem um AVC completo 30% de todos os doentes com AIT morrem no prazo de 5 anos

AVALIAÇÃO DENTÁRIA DO PACIENTE COM DOENÇA CEREBROVASCULAR

DOENÇA

> História de acidente vascular cerebral (AVC)

> História de ataques isquémicos transitórios (AIT)

> Presença de factores de risco

- Hipertensão
- Diabetes mellitus

■ Fumar

■ Hiperlipidemia-hipercolesterolemia

- Idade

■ Contraceptivos orais

> Outras doenças cardiovasculares

> Hospitalizações

> Medicamentos

■ Medicamentos antiplaquetários (contendo aspirina)

■ Anticoagulantes (Coumadin)

■ Outros (anti-hipertensores, antiarrítmicos)

> Pressão arterial, pulso (frequência e ritmo)

> Consulta médica

GESTÃO DENTÁRIA DO PACIENTE COM DOENÇA CEREBROVASCULAR:

DOENTES NOS 6-12 MESES SEGUINTES A TIA OU CVA:

> Consulta médica obrigatória.

> Os cuidados dentários electivos são relativamente contra-indicados.

> As técnicas avançadas de sedação em ambulatório (sedação intravenosa) e a anestesia geral são estritamente contra-indicadas.

> A cirurgia dentária moderada e avançada (tipos V, VI) requer hospitalização.

> Gestão adequada da medicação anti-plaquetária e anticoagulante

> Minimizar a utilização de medicamentos depressores do SNC (ou seja, analgésicos narcóticos, barbitúricos)

DOENTES 6-12 MESES OU MAIS APÓS TIA OU CVA

> Recomenda-se uma consulta médica.

> Técnicas avançadas de sedação em ambulatório (sedação intravenosa) e anestesia geral contra-indicadas.

> Considerar a hospitalização electiva para cirurgia dentária moderada e avançada (tipos V, VI).

> Gestão adequada dos medicamentos antiplaquetários e anticoagulantes.

> Minimizar a utilização de medicamentos depressores do SNC (ou seja, analgésicos narcóticos, barbitúricos).

> Protocolo de redução do stress (técnicas de sedação simples e intermédias recomendadas).

ESTEJA ALERTA PARA:

Acidente vascular cerebral:

1. Sinais de recorrência de AVC, como discurso arrastado, confusão, perda de equilíbrio e incapacidade de manter a saliva na boca, e ataques isquémicos transitórios (AIT) manifestam-se como desmaios e tonturas, com recuperação espontânea.

2. Alertar o tutor do doente para quaisquer novos sinais ou sintomas de AVC, para que o médico possa fazer o acompanhamento.

3. Se o doente estiver a tomar anticoagulantes, rever o protocolo de problemas de hemorragia para obter alertas adicionais.

4. Se o AVC tiver afetado a deglutição, aspirar frequentemente.

5. Se o AVC afectou as pálpebras, proteger/cobrir os olhos conforme necessário.

REFERÊNCIAS:

1. Drury I, Beydoun A: Perturbações convulsivas do envelhecimento: Differential diagnosis and patient management. Geriatria 48:52-54, 57-58,

2. Durand ML, Calderwood SB, Weber DJ: Meningite bacteriana aguda em adultos. A review of 493 episodes. N Engl J Med 328:21-28, 1993.

3. Hauser WA: Perturbações convulsivas: As alterações com a idade. Epilepsia 33 (Suppl 4):S6-S14, 1992.

4. Leppik IE: Medicamentos antiepilépticos. Compêndio Suplemento 14:S490-S496, 1990.

5. Lockman LA: Tratamento do status epilepticus em crianças. Neurology 40(Suppl 2):43-46, 1990.

6. Rucker LM: Tratamento protético para o paciente com crises epilépticas não controladas. Dentista de Cuidados Especiais 5:206-207, 1985.

7. Scheuer ML, Pedley TA: A avaliação e o tratamento das convulsões. N Engl J Med 323:1468-1474.

8. So EL: Atualização sobre epilepsia. Med Clin North Am77:203-214, 1993.

9. Peter L. Jacobsen: Protocolos para o tratamento dentário de pacientes clinicamente complexos. Última revisão efectuada em 20/08/2007

CAPÍTULO 11. DOENÇAS NEOPLÁSICAS

CARCINOMA DE CÉLULAS ESCAMOSAS DA CABEÇA E DO PESCOÇO

O cancro é a segunda principal causa de morte. Se não for detectado e tratado precocemente, o cancro oral tem uma morbilidade e uma mortalidade elevadas.

Embora o impacto da doença seja de certa forma minimizado pela descrição da sua frequência em termos de percentagens, a análise do número real de doentes afectados é mais surpreendente.

As melhorias na deteção precoce e no tratamento reduziram a taxa de mortalidade por cancro oral.

No entanto, as estatísticas de incidência e mortalidade não são suficientes para descrever o enorme impacto na qualidade de vida causado pelo carcinoma oral. A aparência do doente e a sua capacidade de comunicar, comer e ser aceite pela família, amigos e colegas são frequentemente alteradas pela doença.

A morbilidade e a mortalidade dos cancros orais podem ser minimizadas através da deteção e tratamento precoces. Mais de 90% dos cancros orais são carcinomas epidermóides ou de células escamosas.

ETIOLOGIA E EPIDEMIOLOGIA:

A incidência do cancro varia de acordo com a idade, sexo, raça, profissão, localização geográfica, nutrição e consumo de tabaco e álcool. O cancro oral é mais comum entre os homens mais velhos; a idade média de diagnóstico é de 60 anos. Embora o rácio homem/mulher para a doença seja de 2:1, isto representa um aumento significativo do número de casos em mulheres.

Entre as causas do cancro oral, o consumo de tabaco (em particular o consumo de cigarros) e o consumo de álcool são as mais facilmente identificadas. O risco de cancro oral para os fumadores é, pelo menos, o dobro do risco para os não fumadores. Este efeito está relacionado com a dose; os fumadores intensos correm um risco mais elevado. Além disso, o tempo que uma pessoa fumou influencia o risco. Felizmente, parece que a cessação do tabagismo tem um impacto favorável na redução do risco de cancro oral.

Para além dos cigarros, o consumo de tabaco sem combustão, especialmente o rapé, pode provocar cancro oral. O consumo de rapé, uma prática relativamente comum entre as mulheres do sudeste dos Estados Unidos, aumenta em quatro vezes o risco de cancro da boca e da faringe e em 50 vezes o risco de cancro da gengiva e da mucosa bucal. De forma alarmante, o consumo de rapé tem vindo a ganhar popularidade entre os adolescentes.

O consumo excessivo de álcool está fortemente associado ao desenvolvimento de cancro oral. Day e colegas relataram recentemente que, após o ajuste para o tabagismo, o consumo excessivo de álcool (definido como 30 ou mais bebidas por semana) resultou num aumento de 9 vezes do risco em brancos e de 17 vezes do risco em negros.

O tipo de álcool consumido não afectou o resultado. O cigarro e o álcool utilizados em conjunto são, portanto, cofactores muito fortes no desenvolvimento do cancro oral.

A origem complexa do cancro oral é sugerida por descobertas que implicam factores genéticos, virais e imunológicos no desenvolvimento da doença. A tendência familiar para o desenvolvimento do cancro oral e a sua associação a determinadas síndromes sugerem uma componente genética.

Talvez um fator genético predisponha, e não cause, a doença. As mutações pontuais no gene p53 têm sido associadas ao desenvolvimento do cancro oral. Isto pode representar uma via final comum na carcinogénese que pode ser iniciada por uma variedade de agentes ambientais ou infecciosos. O herpes simplex, o vírus Epstein Barr e o papilomavírus foram mencionados a este respeito. Por último, os doentes imunodeprimidos correm um risco acrescido de desenvolver uma série de doenças malignas, incluindo o cancro oral.

CARÁCTER CLÍ NICO: STICO:

O carcinoma de células escamosas da boca pode assumir uma variedade de apresentações clínicas, incluindo úlceras, leucoplasia e formas exofíticas. As duas primeiras são as mais comuns. O carcinoma oral pode apresentar-se como uma ulceração assintomática, não cicatrizante, com bordos elevados, firmes e endurecidos. A base da úlcera pode aparecer como uma superfície irregular, semelhante a grânulos, ou pode ser necrótica

Aproximadamente 10% das lesões brancas queratóticas na boca demonstram evidência histológica de displasia ou alteração maligna. Estas lesões aparecem como placas aderentes, assintomáticas, algo elevadas, que podem ter áreas eritematosas intercaladas entre as áreas de leucoplasia (eritroplasia). Por fim, os carcinomas podem apresentar-se como tumores exofíticos, semelhantes a verrugas, com uma parte superior semelhante a seixos e papilas num talo largo. A base desta forma de cancro pode ser eritematosa e endurecida. A lesão é firme e indolor.

LOCALIZAÇÃO:

A localização mais comum do carcinoma oral é a mucosa do lábio inferior. Os cancros neste local representam 38% de todos os carcinomas orais. A leucoplasia é uma apresentação comum destes cancros, embora não sejam raras outras formas clínicas. O cancro do lábio inferior tem sido associado tanto ao fumo de cachimbo como de cigarros, bem como aos raios actínicos do sol.

Locais anatómicos:

Lábio inferior

Língua

Pavimento da boca

Gengiva

Paladar

Amígdala

Lábio superior

Mucosa bucal

Úvula

COMPORTAMENTO:

Os carcinomas de células escamosas da boca propagam-se por invasão local e metastizam para os gânglios linfáticos regionais através dos canais linfáticos. A gravidade da invasão e das metástases depende do grau de anaplasia. As metástases à distância são raras.

Dados recentes sugerem que os retinóides podem desempenhar um papel na quimioprevenção da carcinogénese oral.

Estadiamento: sistema de definição do estado clínico do carcinoma baseado no tamanho do tumor, no envolvimento nodal e nas metástases; prognóstico decrescente com o aumento do estádio.

TRATAMENTO:

Cirurgia

Radioterapia

Quimioterapia

COMPLICAÇÕES ORAIS DA RADIAÇÃO NA CABEÇA E NO PESCOÇO

Mucosite (risco secundário de candidíase)

Xerostomia

Perda do paladar

Cáries por radiação

Osteoradionecrose

FACTORES QUE AUMENTAM O RISCO DE OSTEORADIONECROSE

Localização: tumores associados à mandíbula

Dose de radiação superior a 5000 cGy

Pacientes dentados com má higiene oral

Fonte de radiação - implantes superiores ao feixe externo

Prótese mal ajustada

Pacientes dentados com doença dentária pré-existente

RECOMENDAÇÃO DE FLÚOR

Gel de fluoreto acidulado em moldeira personalizada (a escovagem com gel de fluoreto estanoso a 0,4% é uma alternativa se as moldeiras não forem toleradas)

Enxaguamento com flúor acidulado

Nota: Se ocorrer mucosite, recomenda-se um enxaguamento não acidulado.

RISCO DE DESENVOLVIMENTO DE OSTEORADIONECROSE

APENAS EM RELAÇÃO AO MOMENTO DA EXTRACÇÃO

Extracções de risco mais elevadas (no feixe) durante a radioterapia

Extracções de risco elevadas imediatamente antes da radioterapia

Risco mais baixo - 12 meses ou mais após a radioterapia

TRATAMENTO DENTÁRIO DO PACIENTE SUBMETIDO A RADIOTERAPIA

AVALIAÇÃO PRÉ-TRATAMENTO (TODOS OS DOENTES)

Radiografias de boca inteira ou radiografia panorâmica

Radiografias de bitewing

Exame clínico

PROTOCOLO DE PREVENÇÃO (TODOS OS DOENTES)

Profilaxia, destartarização e alisamento radicular.

Instruções de higiene oral.

Dieta pobre em sacarose.

Prescrever um bochechos com flúor acidulado (solução neutra em caso de irritação da mucosa).

Construir moldeiras personalizadas para tratamento com flúor em casa.

Prescrever gel de flúor acidulado para utilização diária em moldeiras (gel neutro se houver irritação da mucosa).

Eliminar as cáries activas.

Reparar ou eliminar todas as potenciais fontes de irritação e/ou cúspides afiadas, cúspides fracturadas, fechos partidos, dentaduras mal ajustadas ou bandas ortodônticas.

Exame periódico frequente e profilaxia (a cada 6-8 semanas) com restauração de cáries incipientes.

Continuar o protocolo durante pelo menos 12 meses após a radioterapia, ou mais tempo se a xerostomia se mantiver.

ESTRATÉGIA DE EXTRACÇÃO (TODOS OS DOENTES)

Eliminar dentes gravemente infectados que demonstrem patologia periapical, infeção periodontal grave, dentes não restauráveis e dentes com cáries profundas

Manter os dentes com risco marginal de infeção (ou seja, dentes com restaurações profundas ou doença periodontal ligeira a moderada); se for necessária uma extração, adiar o procedimento o mais possível após o fim da radioterapia.

Manter e restaurar a saúde dentária do maior número possível de dentes, especialmente no domínio da radioterapia.

Adiar procedimentos electivos com risco associado de resultado iatrogénico (ou seja, preparações de coroas protéticas com risco de invasão da polpa ou inserção de aparelhos removíveis com risco de insulto aos tecidos moles).

TRATAMENTO DENTÁRIO DO PACIENTE SUBMETIDO A RADIOTERAPIA

PROTOCOLO ANTI-XEROSTOMIA (TODOS OS PACIENTES)

Estimulação salivar com gotas de limão sem sacarose

Cotonetes de limão-glicerina

Substituição salivar com saliva artificial ou hidratantes bucais (por exemplo, Xero-Lube, Oralube, Salivart)

Pilocarpina HCI 5 mg, se necessário

PROTOCOLO DE MUCOSITE (SE NECESSÁRIO)

Geral (utilizar conforme necessário)

Kaopectate: Benadryl, suspensão 1:1

Xilocaína viscosa, suspensão a 2%

Suspensão Dyclone

Analgésicos sistémicos, se necessário

Localizado (utilizar conforme necessário)

Orabase e benzocaína

Solução de benzocaína (por exemplo, Hurricaine)

Orabase, simples

Analgésicos sistémicos, se necessário

PROTOCOLO ANTIFÚNGICO (SE NECESSÁRIO)

Suspensão de nistatina (Mycostatin) 100.000 unidades/ml em frasco de 60 ml (400.000-600.000 unidades), engolir metade para cada lado da boca qid.

Clotrimazol 10 mg em trociscos, cinco vezes por dia.

Se a candidíase estiver debaixo de uma dentadura ou nos cantos da boca, utilizar nistatina em creme (100 000 unidades/gm) numa bisnaga de 15 ou 30 g; espalhar na área afetada de forma tácita.

Para as crianças ou para as pessoas com mucosite concomitante, utilizar Nistatina em suspensão, /2-3/4 colheres de chá/unidade de tabuleiro de cubos de gelo mais água, congelar e utilizar como picolé de cubos de gelo ou como lascas de gelo.

CAPÍTULO 12. SÍNDROME DE IMUNODEFICIÊNCIA ADQUIRIDA

SÍNDROME DE IMUNODEFICIÊNCIA ADQUIRIDA E DOENÇAS RELACIONADAS

Nenhuma doença de que há memória recente suscitou tantas questões clínicas, emocionais ou éticas como a síndrome da imunodeficiência adquirida (SIDA). A natureza infecciosa da doença criou uma preocupação considerável entre os prestadores de cuidados de saúde e os doentes. As precauções universais são agora exercidas por rotina e foram implementados procedimentos rigorosos de controlo de infecções. O aumento da consciência pública e profissional sobre a doença resultou num dilúvio de diretrizes regulamentares que têm um impacto acentuado na prática dentária. O custo da conformidade não é insignificante.

A medicina dentária está envolvida a vários níveis no tratamento dos problemas associados à SIDA. Estes incluem o diagnóstico inicial da doença devido às suas manifestações orais, a gestão dos problemas orais associados à doença e a prestação de cuidados dentários aos doentes com a doença. De muitas formas, a SIDA levou a uma definição rígida das precauções universais em todos os campos da prestação de cuidados de saúde e a medicina dentária não é exceção.

CAUSA:

Retrovírus - Tem uma afinidade pelos linfócitos T helper portadores de CD4 que foi designada por vírus da imunodeficiência humana (VIH).

Este vírus invade o linfócito suscetível e torna-o não funcional, interferindo assim com funções imunológicas importantes que resultam em infecções oportunistas e na ocorrência de uma variedade de neoplasias normalmente raras.

A SIDA e as doenças relacionadas podem, portanto, ter uma miríade de apresentações. É importante que o dentista esteja familiarizado com a natureza da infeção por VIH e as suas muitas consequências. O tratamento de pacientes com infeção por VIH é um desafio e complicado e requer uma compreensão das questões clínicas levantadas por esta doença.

MANIFESTAÇÕES ORAIS:

> 70% dos doentes com SIDA desenvolvem alterações orais associadas à doença.

> As manifestações orais da infeção pelo VIH incluem infecções fúngicas, virais e bacterianas, doença periodontal, lesões dos tecidos moles e cancros.

> Candidíase mucocutânea

> A manifestação clínica varia desde a clássica apresentação em "queijo cottage" até áreas de eritema atrófico alargado.

> Leucoplasia pilosa

> A gengivite VIH apresenta-se como uma lesão eritematosa que se estende desde a gengiva marginal até à mucosa alveolar.

> Trombocitopenia - risco de formação de hematoma

> Sarcoma de Kaposi - cancro que se observa frequentemente em doentes com SIDA e que se encontra muitas vezes na cavidade oral.

> Linfomas intra-orais

AVALIAÇÃO DENTÁRIA:

> História clínica

> Avaliar o estado de imunossupressão

> Efeitos secundários dos medicamentos que o doente está a tomar.

> Doentes assintomáticos - mais imunorresponsivos do que os doentes com múltiplas infecções oportunistas.

> Do mesmo modo, os doentes que não necessitam de terapêutica são geralmente mais imunocompetentes do que os doentes que tomam vários medicamentos.

> O indicador objetivo do estado de imunocomprometimento é a contagem de CD4

- Contagem de CD4 >500 - resposta imunitária razoável,
- Contagem de CD4 <500 células/pl significa imunocomprometimento significativo,
- A contagem de CD4 <200 células/pl indica imunocompromisso grave.
- Contagem completa de sangue e de plaquetas.

o Anemia,

o leucopenia, e

o A trombocitopenia é uma sequela comum da SIDA que pode complicar a gestão dentária e alterar significativamente o plano de tratamento dentário.

GESTÃO DENTÁRIA:

> Consideração do seu estado imunocomprometido, bem como da sua infecciosidade.

> Risco mínimo para os profissionais de saúde que cuidam de doentes com SIDA.

> O maior risco é o de uma ferida de punção provocada por um instrumento contaminado.

> A ferida deve ser cuidadosamente limpa com água e sabão.

> Se o estado dos anticorpos contra o VIH do doente tiver sido recentemente determinado como negativo, deve pedir-se ao doente que repita o teste dentro de 6 a 8 semanas.

A pessoa lesada deve fazer imediatamente um teste de anticorpos contra o VIH.

> Se se souber que o doente é seropositivo, deve ser feita uma análise de base aos anticorpos contra o VIH no profissional lesionado e ponderada a possibilidade de tratamento profilático contra o VIH.

Atualmente, está disponível um tratamento imediato com um ciclo de AZT para indivíduos com uma ferida perfurante, mas a eficácia desse tratamento continua a ser controversa.

> O estado dos anticorpos contra o VIH deve ser novamente determinado no indivíduo lesado 6 a 8 semanas após a exposição.

> A utilização de precauções universais, que consistem em luvas, proteção ocular, máscara e vestuário clínico adequado, proporciona uma proteção adequada.

> Utilize uma bata cirúrgica para procedimentos especialmente sangrentos ou sujos.

De um ponto de vista médico, existem duas considerações principais na prestação de tratamento dentário em doentes com SIDA, o seu nível de imunocomprometimento e o seu nível de trombocitopenia.

A doença e os medicamentos que o doente está a tomar (por exemplo, AZT ou trimetoprim-sulfametoxazol) podem causar leucopenia e granulocitopenia.

Por conseguinte, recomenda-se a profilaxia antibiótica pré-operatória para procedimentos que coloquem o doente em risco de infeção. Ocasionalmente, os doentes com SIDA desenvolvem trombocitopenia. Por conseguinte, é importante obter uma contagem de plaquetas antes de iniciar qualquer tratamento que possa causar hemorragia.

ESTEJA ALERTA PARA:

1. Estar atento a manifestações orais de imunossupressão, tais como infecções orais por leveduras, infecções virais e problemas periodontais. Seguir o protocolo para Imunossupressão.

2. Estar alerta para uma má resposta de cicatrização e sequestro ósseo após extracções

REFERÊNCIAS:

1. Associação Dentária Americana: Infection Control Recommendations for the Dental Office and the Dental Laboratory (Recomendações de controlo de infecções para o consultório dentário e o laboratório dentário). Chicago, agosto de 1992.

2. Daar ES, Meyer RD: Gestão médica de doentes com SIDA. Infecções bacterianas e fúngicas. Med Clin North Am 76:176-203, 1992.

3. Eversole LR: Infeção viral da cabeça e pescoço em pacientes seropositivos para o VIH. Oral Surg Oral Med Oral Pathol 73:155-163, 1992.

4. Fox PC: Envolvimento das glândulas salivares na infeção pelo HIV-l. Oral Surg Oral Med Oral Pathol 73:168-170, 1992.

5. Franker CK, Lucartorto FM, Johnson BS, et al: Caracterização da micoflora das superfícies da mucosa oral de alguns doentes infectados pelo VIH. Oral Surg Oral Med Oral Pathol 69:683-687, 1990.

6. Hardie J: Problemas associados à prestação de cuidados dentários a doentes infectados com VIH e doentes com SIDA. Oral Surg Oral Med Oral Pathol 73:231-235, 1992.

7. Heinic GS, Northfelt DW, Greenspan JS, et al: Infeção oral simultânea por citomegalovírus e vírus herpes simplex em associação com infeção por VIH. Relato de um caso. Oral Surg Oral Med Oral Pathol 75:488-494, 1993.

8. Itin PH, Lautenschlager S, Fluckiger R, et al: Manifestações orais em doentes infectados pelo VIH: Diagnosis and management. J Am Acad Dermatol 29:749-760, 1993.

9. Jones AC, Freedman PD, Phelan JA, et al: Infecções por citomegalovírus da cavidade oral. Relato de seis casos e revisão da literatura. Oral Surg Oral Med Oral Pathol 75:76-85, 1993.

10. MacPhail LA, Greenspan D, Greenspan JS: Úlceras aftosas recorrentes em associação com a infeção pelo VIH. Oral Surg Oral Med Oral Pathol 73:283-288, 1992.

11. Pindborg JJ: Classificação das lesões orais associadas à infeção pelo VIH. Oral Surg Oral Med Oral Pathol 67:292-295, 1989.

12. Robertson PB, Greenspan JS (eds): Oral Manifestations of AIDS (Manifestações orais da SIDA). Littleton, MA, PSG Publishing, 1988.

1 3.Safrin S, Crumpacker C, Chatis P, et al: Um ensaio controlado que compara o foscarnet com a vidarabina para o herpes simplex mucocutâneo resistente ao aciclovir na síndrome da imunodeficiência adquirida. The AIDS clinical Trials Group (Grupo de Ensaios Clínicos da SIDA). N Engl J Med 325:551-555, 1991.

1 4.Schiodt M: Doença das glândulas salivares relacionada com o VIH: A review. Oral Surg Oral Med Oral Pathol 73:164-167, 1992.

15. Winkler JR, Murray PA, Grassi M, Hammerle C: Diagnóstico e tratamento de lesões periodontais associadas ao VIH. J Am Dent Assoc (Suppl) :25S-34S, 1989.

16. Winkler JR, Robertson PB: Doença periodontal associada à infeção pelo VIH. Oral Surg Oral Med Oral Pathol 72:145-150, 1992.

17. Peter L. Jacobsen: Protocolos para o tratamento dentário de pacientes clinicamente complexos. Última revisão efectuada em 20/08/2007

CAPÍTULO 13. REACÇÕES DE HIPERSENSIBILIDADE

ANAFILAXIA (REACÇÕES ALÉRGICAS)

DEFINIÇÃO:

Insuficiência cardiovascular e respiratória resultante de uma reação alérgica imediata, geralmente poucos minutos após a exposição ao agente agressor

CAUSAS COMUNS NA PRÁTICA DENTÁRIA:

A. Drogas

1. Lidocaína

2. Antibióticos como a penicilina

B. Soro estranho, incluindo plasma fresco congelado

SINTOMAS E SINAIS:

A. Cutânea: Comichão, seguida do desenvolvimento de urticária e inchaço do tecido subcutâneo (pálpebras, lábios e língua inchados).

B. Respiratório: Sibilância, tosse e dispneia secundária a edema da laringe e broncoespasmo.

C. Cardiovasculares: Tonturas, rubor e perda de consciência secundária a hipotensão; alguns doentes podem apresentar arritmias, incluindo fibrilhação ventricular.

DIAGNÓSTICO:

A. Feito por razões clínicas

B. Deve ser levantada a suspeita se a erupção cutânea, urticária, pieira ou hipotensão se desenvolver pouco depois da exposição a um potencial alergénio.

COMPLICAÇÕES:

A. Obstrução das vias respiratórias secundária a edema da laringe

B. Arritmias cardíacas

C. Paragem cardiorrespiratória

GESTÃO:

A. Gestão inicial

1. Administrar epinefrina aquosa, 0,5 ml (1:1000), por via subcutânea se não houver hipotensão, por via intravenosa se houver hipotensão

2. Pode ser repetido a cada 5 a 10 minutos, se necessário

B. Suporte respiratório

1. Manter a via aérea superior adequada

2. Oxigénio por cânula nasal ou máscara

3. Providenciar a transferência para o serviço de urgência mais próximo; a obstrução das vias respiratórias pode progredir rapidamente, necessitando de traqueostomia.

C. Apoio cardiovascular

1. Controlo cuidadoso dos sinais vitais

2. Se houver hipotensão, colocar o doente em posição supina numa cadeira e elevar as extremidades inferiores (posição de Trendelenberg)

3. Monitorizar as arritmias através do controlo da regularidade do pulso.

4. Administração de fluidos intravenosos e vasopressores por pessoal experiente

D. Tratamento da urticária

1. Difenidramina (Benadryl) administrada por via oral (25 a 50 mg de 6 em 6 horas) ou por via intramuscular (50 a 100 mg IM)

2. A hidroxizina (Atarax, Vistaril) pode ser utilizada para a urticária persistente (25 mg por via oral de 8 em 8 horas)

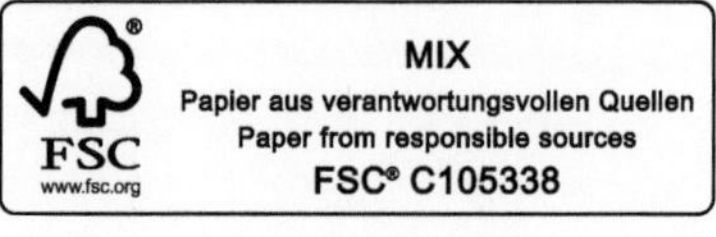

Printed by Books on Demand GmbH, Norderstedt / Germany